AF300521

CONTRIBUTION A L'ÉTUDE

DES

TUMEURS BÉNIGNES DE L'AMYGDALE

PAR

LE DOCTEUR FRÉDÉRIC ARDENNE

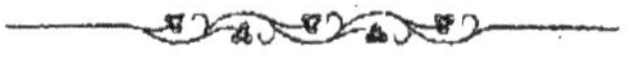

BORDEAUX

IMPRIMERIE Y. CADORET

17 — RUE MONTMÉJAN — 17

1896

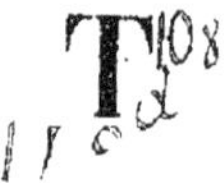

CONTRIBUTION A L'ÉTUDE

DES

TUMEURS BÉNIGNES DE L'AMYGDALE

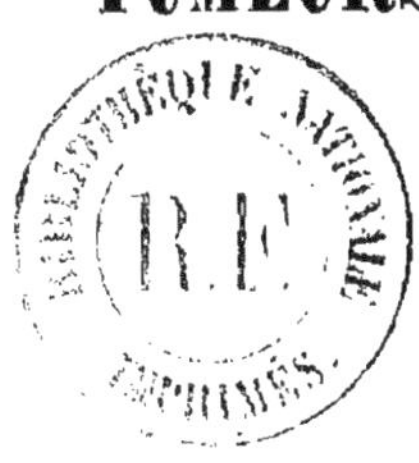

PAR

Le Docteur Frédéric ARDENNE

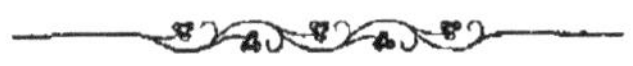

BORDEAUX

IMPRIMERIE Y. CADORET

17 — Rue Montméjan — 17

1896

CONTRIBUTION A L'ÉTUDE

DES

TUMEURS BÉNIGNES DE L'AMYGDALE

AVANT-PROPOS

En parcourant les traités de pathologie, on est frappé de la brièveté des descriptions consacrées aux tumeurs bénignes de l'amygdale. Aussi nous a-t-il paru intéressant d'étudier de près cette question et d'en réunir les éléments épars dans la littérature médicale tant française qu'étrangère.

Nous avons la bonne fortune de pouvoir ajouter aux faits déjà publiés vingt observations inédites comprenant trois cas que nous avons observés l'un à la clinique de M. le D\u02b3 Moure, les deux autres à celle de M. le D\u02b3 Beausoleil et les autres communiqués par les médecins auxquels nous avons écrit.

Partant de ce fait que les tumeurs bénignes de l'amygdale sont souvent latentes, nous avons examiné à ce point de vue particulier un grand nombre de malades venus à l'hôpital pour des affections quelconques, mais l'épreuve est restée négative.

Enfin nous avons fait une sorte d'enquête auprès d'un certain nombre de médecins spécialistes de l'Europe; on verra plus loin quels en ont été les résultats, mais nous devons dire tout d'abord combien cette tâche nous a été rendue facile et agréable par la courtoisie dont sont empreintes les réponses que nous avons reçues.

Elles émanent de MM. Masséi et Cozzolino (de Naples); Fraenkel (de Berlin); Hopmann et Bayer (de Cologne); Bayer (de Bruxelles); Schmiegelow (de Copenhague); Ricardo Botey (de Barcelone); Félix Semon (de Londres); Siebenmann (de Bâle); Luc, Baratoux, Lejars, Lermoyez, Coupard, Gouguenheim, Helme, Glover, Cartaz, Ménière, Potiquet, Natier, Castex, Cuvillier (de Paris); Lannois, Garel, Fayolle (de Lyon); Lacoarret (de Toulouse); (Noquet de Lille), etc.

Nous en passons et des meilleurs. Tous, ils ont droit à notre plus vive reconnaissance : nous ne la leur marchanderons pas.

Avant d'entrer dans le cœur du sujet, il nous est doux de pouvoir exprimer notre gratitude aux maîtres si dévoués qui, soit à la Faculté, soit à l'hôpital, nous ont, au cours de nos études, prodigué leurs précieuses leçons. Nous nous adresserons d'une façon toute spéciale :

A M. le professeur Badal, qui n'a cessé, depuis de longues années, de nous prodiguer les marques de la plus grande bienveillance;

A MM. les professeurs Demons et Lanelongue : les deux années passées dans leurs services soit comme stagiaire, soit comme externe, ont laissé en nous les meilleurs souvenirs;

A M. le professeur Arnozan, qui après nous avoir guidé de ses conseils éclairés a bien voulu nous donner une nouvelle preuve d'intérêt en acceptant la présidence de cette thèse; nous le prions d'agréer nos remerciments les plus cordiaux.

A notre distingué maître, M. le Dr Moure, qui, non content de nous avoir inspiré le sujet de notre travail, s'est encore intéressé à nos recherches, et nous a souvent aidé de sa haute compétence;

A M. le Dr Beausoleil, qui, avec une amabilité dont nous sommes heureux de le remercier, a mis à notre disposition les observations qu'il possédait;

A M. le professeur Coyne dont les savants conseils nous ont été très utiles;

A M. le Dr Bouvet dont la bienveillance et la sympathie nous sont précieuses;

A MM. les professeurs agrégés Binaud et Villar, auprès desquels nous avons toujours trouvé l'accueil le plus courtois.

A M. le Dr Carrière, qui nous a si souvent prêté le gracieux concours de ses lumières.

Nous diviserons le sujet en sept chapitres :

Dans le premier, nous donnerons un court aperçu historique de la question et nous rappellerons en quelques mots l'anatomie de l'amygdale et de la loge amygdalienne.

Dans le deuxième, nous définirons et nous diviserons les tnmeurs bénignes de l'amygdale.

Le troisième sera consacré à la symptomatologie.

Le quatrième à l'anatomie pathologique.

Le cinquième au diagnostic.

Dans le sixième, nous étudierons la marche et le pronostic.

Dans le septième, nous exposerons le traitement.

CHAPITRE PREMIER

APERÇU HISTORIQUE. QUELQUES MOTS SUR L'ANATOMIE DE L'AMYGDALE ET
LA FOSSETTE AMYGDALIENNE

Les tumeurs bénignes de l'amygdale ne sont pas très fréquentes. Elles n'en méritent que plus d'honneur : aussi la plupart
des cliniciens qui en ont publié des observations, ont-ils eu soin
d'en signaler l'exceptionnelle rareté. Néanmoins, en réunissant
tous les cas publiés, on arrive à constituer un faisceau qui serait
probablement plus considérable, si, comme il est permis de le
supposer, un certain nombre de faits n'étaient restés dans les
cartons des observateurs.

Quoi qu'il en soit, l'un des premiers cas remonte à Duchaussoy, qui le présente à la Société anatomique de Paris en 1853 ;
il s'agissait d'un fibrome.

Un second fibrome fut signalé en 1854 par Eve (P. F.) dans
le *Nashville J. M. et S.*

Puis le professeur Sangalli (de Pavie) (1) décrivit sous le nom
« d'Ipertrophia circonscrita della tonsilla » de petits polypes
fibreux observés sur une amygdale.

En 1858, Curling, dans le *Lancet London*, fournit un nouveau
cas, suivi en 1863 de celui du D' Julia.

En 1860, Lambl publie un cas de lipome de l'amygdale (2).

En 1866, Brun fait sa thèse sur les tumeurs de l'amygdale et
comme tumeurs bénignes ne cite que les cas de kystes hydatiques
de Davaine (1860) et de Dupuytren.

---

(1) Sangalli, Scienzia e pratica dell' anatomia patologica, II.
(2) Lambl, Lipon der Tonsillen (*Aus dem Franz. t. Kinderhosp,* Wien, 1860, p. 181.

En 1873, nouvelle thèse sur le même sujet, par Passaquay, qui ajoute aux cas que nous venons de citer le fibrome de l'amygdale de Bourdon (1872) et cite celui du Dr Julia, ainsi que le kyste hydatique de Chassaignac, l'acéphalocyste de Robert, rapporté par Cruveilher et un cas de tricocéphale de l'amygdale (*Revue microscopique de Londres*, 1842).

En 1879 paraît le polype de Frühwald dans le *Wiener med. Wochenschrift*.

Depuis lors, les faits de ce genre se sont beaucoup multipliés ainsi qu'on le verra au cours de notre travail dans lequel nous donnerons l'analyse de tous les cas nouveaux que nous avons pu trouver.

Nous n'entreprendrons pas de retracer l'anatomie complète de l'amygdale : nous rappellerons seulement quelques notions qui nous seront utiles au cours de notre sujet.

L'amygdale ou tonsille est logée dans l'excavation qui se trouve de chaque côté du pharynx, entre les piliers antérieurs et les piliers postérieurs du voile du palais. Cette dépression profonde est de forme triangulaire : sa base, dirigée en bas, répond au bord de la langue et à la paroi latérale du pharynx : c'est la « fossette amygdalienne ».

L'amygdale a la forme d'un ovoïde aplati, appliqué par une de ses faces contre le fond de la fossette et son grand axe est oblique de haut en bas et d'avant en arrière.

L'amygdale mesure de 20 à 25 millimètres de hauteur sur 15 mill. de largeur et 10 mill. d'épaisseur : mais ces chiffres varient beaucoup.

On distingue à l'amygdale deux faces, deux bords, deux extrémités.

La face interne libre est recouverte par la muqueuse pharyngienne : on y voit des orifices conduisant dans des cavités anfractueuses (cryptes).

La face externe s'applique contre le muscle amygdalo-glosse qui la sépare de l'aponévrose du pharynx doublée en dehors par le constricteur supérieur. Au delà se trouve l'espace maxillo-pharyngien avec la carotide interne, la jugulaire interne, le pneumo-gastrique. La carotide est située en dehors et en arrière de l'amygdale dont la sépare un espace de 20 à 25 mill.

Des deux bords de l'amygdale, l'antérieur répond au pilier antérieur, le postérieur au pilier postérieur.

L'extrémité inférieure regarde la base de la langue dont la sépare un espace de 5 ou 6 millimètres.

L'extrémité supérieure répond à l'angle d'écartement des deux piliers : au-dessus d'elle est la « fossette sus-amygdalienne ».

Structure histologique. — Sur des coupes de l'amygdale, on constate que les cryptes sont tapissées par la muqueuse pharyngienne, qui suit tous les accidents de la surface de l'organe, et forme dans ces cryptes des culs-de-sac plus ou moins profonds, qui pénètrent dans le tissu connectif sous-jacent.

a) L'épithélium qui revêt la surface et les cryptes de l'amygdale est pavimenteux stratifié.

b) Le derme possède des papilles fort petites. Il est formé de tissu adénoïde présentant des follicules clos disposés par séries autour des cryptes. Entre ces cryptes on voit des travées de tissu conjonctif venues du tissu sous-muqueux. Les follicules clos sont de petits corps plus ou moins sphériques, formés de tissu adénoïde entourés et pénétrés par les vaisseaux sanguins et infiltrés de leucocytes : ils sont aussi enveloppés d'un réseau lymphatique.

c) Dans le tissu sous-muqueux, on voit des glandes acineuses dont quelques-unes, d'après certains auteurs, s'ouvriraient dans les cavités cryptiques.

Les artères viennent de la linguale, de la pharygienne inférieure et des palatines.

Les veines forment le plexus tonsillaire.

Les lymphatiques se rendent aux glanglions de l'angle de la mâchoire.

Les nerfs viennent du lingual et du glosso-pharyngien.

Il est important de noter que les amygdales peuvent être bi ou même multilobées. Les lobes sont plus ou moins volumineux et leur dispositon n'a rien de fixe.

Enfin, M. le D' Moure a signalé l'existence, dans l'angle dièdre

formé par la réunion du pilier antérieur et de la base de la langue, d'un amas de follicules, qui a son analogue chez certains
animaux, chez le lapin en particulier, et qui est intermédiaire
entre l'amygdale palatine située au-dessus et l'amygdale linguale
placée plus bas.

C'est une sorte d'amygdale surnuméraire analogue à celles
qui existent quelquefois dans d'autres parties voisines, par exemple, près de l'orifice pharyngien de la trompe, comme l'a vu
Jurasz.

Nous aurons du reste à revenir sur tous ces détails à propos
du diagnostic.

CHAPITRE II

1° *Définition*. On entend par tumeur : toute masse constituée par un tissu de nouvelle formation, ayant de la tendance à persister ou à s'accroître, cette masse néoplasique étant étrangère à tout processus inflammatoire.

Par cette définition se trouvent exclus du cadre de notre travail les hypertrophies simples et les syphilomes, produits d'un travail inflammatoire simple ou spécifique (Virchow classait les syphilomes parmi les tumeurs).

Quant à ce que nous entendons par tumeurs bénignes, ce sont des néoplasmes qui ont pour caractères la lenteur du développement, la rareté des récidives, l'absence de généralisation et leur influence nulle sur l'état général (Coyne).

Nous devrions donc dire plutôt « tumeurs à allures bénignes », surtout s'il est vrai, comme l'ont dit certains auteurs très autorisés, MM. Quénu et Kirmisson (1) entre autres, que l'on doit baser la classification des tumeurs en bénignes et malignes, non sur leur nature histologique, mais sur leur mode d'évolution. Certains fibromes, par exemple, peuvent, à un moment donné, sans *changer de nature, changer d'allures* et marcher à la manière des tumeurs malignes.

Ces réserves faites, nous dirons que les tumeurs qui affectent généralement dans l'amygdale *les allures* bénignes, sont « constituées par des cellules adultes, et que les zones de formation

---

(1) *Société de chirurgie*, 9 mai 1894.

embryonnaire y sont très restreintes ou nulles, ainsi qu'on le verra dans le chapitre de l'anatomie pathologique.

2° *Division*. — Nous aurons donc à parler des :

A. Fibromes.

B. Myxomes.

C. Lipomes.

D. Angiomes.

E. Papillomes.

F. Adénomes.

G. Fibro-enchondromes.

H. Kystes.

Nous ne consacrerons pas de rubrique spéciale aux « Polypes de l'amygdale », car c'est là un mot vague, et on ne doit pas l'employer sans le faire suivre d'un qualificatif qui en indique la nature. Toutes les tumeurs de l'amygdale peuvent, en effet, prendre la forme pédiculée. On a cité comme telles, les lymphadénomes, fibromes, angiomes, etc. Il n'est pas jusqu'au cancer qui ne puisse se pédiculiser.

Fœlich (1) a fait un travail sur ces polypes, ainsi que M. le D\u1d63 Lejars qui les divise en lympho-angiomateux et fibro-angiomateux, se basant sur ce fait que l'élément vasculaire a une large part dans leur texture, et les classant ainsi d'après les caractères de leur stroma.

Mais ces *néoplasmes*, par le fait de la variété de leur structure, tantôt fibreuse, tantôt papillomateuse, etc., seront étudiés au cours de notre travail, et nous ne croyons pas devoir en faire l'objet d'un chapitre spécial.

3° Etiologie. — Pour les tumeurs bénignes de l'amygdale comme pour les tumeurs en général, l'étiologie nous est inconnue. Il serait fastidieux de reproduire toutes les théories mises en avant pour élucider cette question.

---

(1) Frœhlich. Uber tonsillorpolypen und Geschwülste der weichen Gaumens (Dissert Göttingen, 1880).

(2) Des polypes de l'amygdale. Lejars, *Archives générales de médecine*, décembre 1891.

Nous rappellerons seulement la théorie de « la faiblesse fonctionnelle » qui pourrait peut-être expliquer, du moins en partie, la formation de tumeurs dans certaines régions formant rétrécissement telles que la bouche, le larynx, etc. Ces régions, en effet, par suite de leur fonctionnement pour ainsi dire continuel, sont exposées à des causes d'irritations presque constantes. Les congestions et les inflammations fréquentes auxquelles sont sujettes les amygdales ne pourraient-elles, dans certains cas, déterminer l'hyperplasie des éléments de la glande? Cela est possible, mais il faut évidemment quelque chose de plus, car nombreuses sont les personnes qui ont eu des angines à répétition sans avoir pour cela de tumeurs tonsillaires, de même que des malades sont porteurs de néoplasmes sans avoir eu des amygdalites très fréquentes. Or, ce quelque chose nous échappe et peut-être les microbiologistes nous le révèleront-ils un jour?

En appellerons-nous, comme l'ont fait certains auteurs, à l'arthritisme, dont le domaine grandit sans cesse, à la « diathèse néoplasique», qui, pour Verneuil, se confond avec l'arthritisme, à la scrofule, à la tuberculose?

M. Rivière, dans l'observation XXXII, insiste sur les antécédents scrofuleux et tuberculeux de son malade. Ces antécédents, nous les retrouvons aussi dans d'autres observations, mais y a-t-il là une relation de cause à effet ou une simple coïncidence? Comment agissent ces diathèses pour produire des néoplasmes bénins de l'amygdale : c'est ce qu'on n'a pas dit. Il est difficile de se prononcer, d'autant plus que, généralement, chez les tuberculeux avérés, loin de trouver une hyperplasie de l'amygdale et du tissu adénoïde, on en constate, au contraire, l'atrophie presque complète.

Une réserve doit être faite pour les cas de tuberculose de l'amygdale, à forme végétante, signalée par M. Mouret et dont nous reparlerons à propos du diagnostic.

Dans quelques observations, on a eu à relever les antécédents syphilitiques des malades.

M. Lefour, dont la compétence en matière de gynécologie est bien connue, attire l'attention (observ. XXXVII) sur ce fait que le polype qu'il signale s'est développé pendant la grossesse, et il a réuni, ainsi que M. le professeur Arnozan, un certain nombre de faits où le rapport entre les tumeurs de la bouche et la gravidité ne saurait être méconnu. Pour les tumeurs de l'amygdale, son observation est la seule se rapportant à une femme enceinte. Mais, vu l'action indiscutable de la grossesse sur tous les tissus de l'organisme, il est très probable qu'une femme, porteur d'un néoplasme bénin de l'amygdale, devenant enceinte, verrait, de ce fait, sa tumeur augmenter de volume. De plus, il paraît que si on extirpe les tumeurs de la bouche vers le sixième ou septième mois de la gestation, elles récidivent facilement, alors que, livrées à elles-mêmes, elles disparaissent après l'accouchement. Pour le polype de l'amygdale de M. Lefour, rien de pareil n'a été observé, car enlevé au 7e mois, il n'a pas récidivé.

Les tumeurs bénignes de l'amygdale sont très rarement congénitales. Une seule observation (XXVIII) relate cette particularité. Mais rien ne prouve qu'elle ne soit pas plus fréquente, étant donné que ces tumeurs peuvent rester longtemps silencieuses, et ce sont les angiomes qui paraissent avoir le plus de chances d'être congénitaux.

D'après les observations où l'âge des malades est signalé, il semble que les tumeurs bénignes des tonsilles sont plus fréquentes vers l'âge moyen de la vie, de 25 à 45 ans. Mais on en a observé chez l'enfant, et aussi chez les vieillards.

Le sexe masculin semble y être plus prédisposé que le sexe féminin : mais dans quelques observations on ne note pas le sexe.

Nous ne croyons pas devoir attribuer un rôle bien important à l'abus du tabac signalé par quelques auteurs. Il y a là évidemment une cause d'irritation qui peut être invoquée à peu près dans toutes les affections de la gorge; mais ici, il est difficile d'en faire la part, étant donné que les tumeurs bénignes qui nous occupent ont été rencontrées presque aussi souvent chez la femme que chez l'homme.

CHAPITRE III

Contrairement à ce qu'on pourrait supposer, les tumeurs bénignes de l'amygdale ne révèlent habituellement leur présence par aucun symptôme. Nous ne saurions mieux faire que de reproduire à ce sujet la note qu'a bien voulu nous transmettre M. A. Gouguenheim, note qui concorde, du reste, avec ce que disent tous les auteurs et ce que nous savons sur cette question : « La plupart du temps, les tumeurs bénignes de l'amygdale sont latentes et c'est le hasard de l'examen de la gorge qui les fait découvrir. Aucun signe ne permet d'en soupçonner la présence.

» Les signes décélés par ces tumeurs ne peuvent exister que si la tumeur a un certain volume et alors ces signes intéressent la déglutition et quelquefois même la respiration, lorsqu'elles peuvent approcher de l'ouverture du larynx et même s'y engager, ce qui s'est vu ».

Ainsi donc, l'absence ou la gravité des troubles est généralement en rapport avec le volume de la néoplasie.

Nous disons « généralement », car cette loi n'est pas absolue et nous voyons, par exemple dans l'observation XXIII, le malade du Dr Julia détenir dans son pharynx un polype de la grosseur d'une énorme noix, sans avoir, dit-il, jamais rien éprouvé, alors que, dans d'autres cas (obs. XXXVII), l'apparition de la tumeur est, pour ainsi dire, saisie sur le fait. D'où vient cette différence? Peut-être de la plus ou moins grande susceptibilité des malades qui s'étudient mieux les uns que les autres, mais plus probablement du siège de la tumeur et de la disposition qu'elle prend dans le pharynx ; il y a là comme un phénomène d'accommodation du contenu au contenant.

S'il n'y a aucun signe pathognomonique des tumeurs bénignes de l'amygdale; elles peuvent du moins occasionner des symptômes qu'il est intéressant d'étudier et qu'il est utile de connaître.

Nous les diviserons en deux grandes classes : I. Symptômes fonctionnels; II. Symptômes objectifs.

Pour ne pas nous exposer à des redites fatigantes, nous examinerons d'abord, d'une façon générale, les symptômes fonctionnels, communs, ou peu s'en faut, à toutes les variétés. Puis arrivant aux signes objectifs qui différencient les tumeurs entre elles, nous passerons en revue chaque catégorie.

I. SYMPTÔMES FONCTIONNELS. — Une première série de troubles fonctionnels peut être étudiée sous le nom de troubles mécaniques. Ils intéressent : 1° la déglutition; 2° la respiration; 3° la voix; 4° l'ouïe; 5° la circulation.

A. *Troubles mécaniques.* — 1° *Troubles de la déglutition :* De tous les symptômes fonctionnels, le premier en date, celui qui fixe tout d'abord l'attention du malade, est une sensation de gêne dans la gorge. Le porteur du néoplasme a comme un corps étranger dans le pharynx, et il fait toutes sortes d'efforts, de déglutition, d'expiration, de râclement pour essayer de s'en débarrasser.

Cette gêne présente tous les degrés, depuis la simple incommodité et une sorte de chatouillement et d'irritation jusqu'à la dysphagie véritable; elle a pour caractère à peu près constant de s'accroître par les mouvements de déglutition; elle peut même, dans certains cas, devenir douloureuse, surtout si à la cause première, viennent s'ajouter des phénomènes inflammatoires très fréquents en pareil cas.

De plus, on observe parfois le reflux des aliments et principalement des liquides par les fosses nasales. Le voile du palais gêné par la tumeur ne peut plus jouer d'une façon normale son rôle de soupape, et si le malade avale trop vite ou ne se sur-

veille pas, une partie des liquides revient par le nez, comme
cela se voit dans la paralysie du voile.

2° *Troubles de la respiration :* Puis, quand le néoplasme a
acquis des dimensions plus importantes, aux phénomènes précé-
dents s'adjoignent des modifications de l'acte respiratoire analogues à celles que l'on rencontre dans l'hypertrophie tonsillaire.

Ces modifications procèdent par degrés; c'est d'abord simplement de la gêne, puis la respiration, nasale pouvant être très
amoindrie, le malade en est réduit à respirer directement par la
bouche, il dort la bouche ouverte et a du ronflement nocturne.
Si la tumeur progresse, la dyspnée devient continue. Il peut même
se produire des accès de suffocation ainsi que cela est signalé
dans l'obs. XXIX de M. Masse, et dans une de celles qui nous sont
personnelles (obs. II). On comprend, en effet, que dans certaines
positions, une tumeur assez volumineuse et pédiculée puisse venir
oblitérer l'orifice glottique et déterminer des accidents graves
nécessitant une intervention hâtive. C'est, en général, dans le
décubitus dorsal ou dans une position voisine bien connue du
malade que de pareils faits ont de la tendance à se produire.

3° *Troubles de la phonation.* — On assiste en même temps à
une transformation de la voix, le timbre est changé, le sujet
parle du nez, il a de la peine à articuler certains mots, comme
cela se voit dans l'hypertrophie des amygdales; c'est ce qu'on a
appelé la « voix amygdalienne ».

Il a aussi des enrouements subits qui disparaissent rapidement, mais l'enrouement peut devenir persistant par suite de la
propagation au larynx du catarrhe pharyngien.

4° *Troubles de l'ouïe.* — On note souvent une diminution
de l'acuité auditive et des bourdonnements du côté où siège la
tumeur. Doit-on mettre ces phénomènes sur le compte de l'obs-
truction de la trompe d'Eustache par la tumeur? Evidemment, ce
mécanisme peut être invoqué dans quelques cas, mais nous ne
croyons pas que ce soit le plus fréquent, et ce qui le prouve, c'est
que, souvent, des modifications analogues se produisent du côté
opposé à la tumeur. On ne peut invoquer alors qu'une obstruc-

tion tubaire par extension du catarrhe naso-pharyngien à ce conduit.

5° *Troubles de la circulation*. — Nous n'insisterons pas sur ces troubles qui n'ont guère été signalés, mais il serait possible, à la rigueur, qu'une tumeur volumineuse se développant vers l'extérieur vînt, à un moment donné, gêner la circulation dans la carotide interne qui n'est éloignée de l'amygdale que de 20 à 25 millimètres et dans la jugulaire interne.

Au cas d'angiome, il faut examiner le cœur, car, ainsi que l'a fait remarquer M. le professeur Arnozan, chez un malade porteur d'un angiome du pharynx, il existait des bruits anormaux. Et chez la malade que nous avons observée, il paraissait y avoir un dédoublement du premier bruit (observ. I).

B. *Troubles réflexes*. — A côté de ces phénomènes d'ordre mécanique, se placent des troubles réflexes se traduisant par : 1° de la toux ; 2° de nausées ; 3° de la sialorrhée.

1° *Toux :* Le malade éprouve souvent des picotements dans l'arrière-gorge : ces picotements déterminent des envies de tousser et de cracher souvent irrésistibles. Le sujet se livre à un râclement spécial, à une sorte de « hem » assez caractéristique. La tumeur venant irriter l'épiglotte et les replis aryténo-épiglottiques peut provoquer une toux quinteuse, spasmodique, revenant par accès souvent liés à la position du malade. Cette toux inquiète beaucoup le porteur du néoplasme, surtout s'il a une tendance à la neurasthénie.

2° *Nausées :* On observe quelquefois des nausées, des envies de vomir, parfois suivies d'effet. La tumeur joue alors le même rôle que le doigt introduit dans l'arrière-gorge pour provoquer la régurgitation, par excitation réflexe du centre du vomissement encore imparfaitement connu.

3° *Sialorrhée :* Enfin il existe, dans quelques cas, une augmentation de la sécrétion salivaire. Mais ce symptôme, très appréciable chez les malades atteints de tumeurs malignes, qui redoutent les douleurs que provoque la déglutition, l'est beaucoup moins ici. Frühwald (observ. XXVI), a signalé, au contraire, la sécheresse de la bouche.

C. *Douleur*. — Les tumeurs bénignes, par elles-mêmes, ne sont pas douloureuses, mais la gêne qu'elles occasionnent peut devenir douloureuse quand le pharynx est le siège de poussées inflammatoires aigu ës.

En dehors de cette douleur purement accidentelle, on a signalé quelques élancements et des douleurs lancinantes, intermittentes, s'irradiant vers la nuque, le cou, l'oreille, l'angle de la mâchoire et aussi vers l'articulation temporo-maxillaire du côté de la tumeur. Il s'agit là d'une compression de filets nerveux, qui est loin d'être constante, mais qui peut, quand elle existe, faire penser à une névralgie.

D. *Etat des ganglions*. — Comme pour les tumeurs bénignes, en général, il n'y a pas ici de retentissement ganglionnaire.

E. *Etat général*. — Il en est de même de l'état général du malade, qui n'est guère influencé par l'existence de la néoplasie, sauf quand il s'agit d'enfants, chez lesquels une tumeur volumineuse de l'amygdale pourrait déterminer des phénomènes analogues à ceux que produit l'hypertrophie amygdalienne, tels que déformation du thorax, etc.

F. Jamais les tumeurs bénignes n'occasionnent, comme les tumeurs malignes ulcérées, d'hémorragie ni de fétidité de l'haleine.

G. *Catarrhe naso-pharyngien*. — Il ne constitue pas un symptôme proprement dit, mais il accompagne si fréquemment les tumeurs bénignes de la tonsille, que nous croyons utile d'en parler ici. Il s'agit, non pas d'un catarrhe purulent, mais simplement d'un catarrhe muqueux produit par l'irritation constante que détermine la présence de la tumeur, véritable corps étranger du pharynx. On peut aussi invoquer, chez quelques sujets, que le volume de leur néoplasme oblige à respirer directement par la bouche, l'action de l'air froid sur la muqueuse pharyngée. Et les efforts d'expuition, le râclement auxquels se se livrent beaucoup de malades, ne peuvent que renforcer et entretenir le processus inflammatoire.

II. symptômes objectifs. — Si tous les symptômes fonctionnels sont inconstants, l'examen objectif nous offre des ressources précieuses. Elles nous seront fournies par : A, l'inspection ; B, la palpation.

A. *Inspection*. — Pour si facile que paraisse, de prime abord, l'examen des tonsilles, il n'en est pas moins utile d'insister sur certaines précautions nécessaires, quand on veut le faire d'une façon complète.

Chez beaucoup de sujets, la loge amygdalienne est assez difficilement perceptible à première vue. Il suffit d'avoir fait ouvrir la bouche à quelques malades pour savoir que chez certains d'entre eux, quand on abaisse insuffisamment la langue, une bonne partie des amygdales reste cachée, et que parfois la portion visible vient rejoindre sur la ligne médiane celle du côté opposé, faisant croire à une énorme hypertrophie qui n'existe pas en réalité.

Après avoir recommandé au malade de garder la langue dans sa position naturelle, c'est-à-dire couchée sur le plancher de la bouche, derrière l'arcade dentaire, on introduit l'abaisse-langue avec précaution, progressivement, en le maintenant sur le tiers antérieur de la langue, de manière à éviter autant que possible les réflexes. Puis on dit au patient de prononcer la voyelle *a*, ce qui a l'avantage de le forcer à relever le voile du palais en abaissant la langue, et à découvrir ainsi une plus grande partie de sa gorge. Il doit éviter les efforts et les mouvements de déglutition.

Puis, éclairant le fond de la gorge à l'aide du miroir frontal, on procède à l'examen.

Si la première inspection ne donne rien, il ne faudra pas négliger de faire pratiquer au malade des mouvements d'expiration forcée et des efforts d'expuition, ou bien, on pourra, à l'aide de l'abaisse-langue, chatouiller la gorge de manière à provoquer un réflexe qui fait pivoter les amygdales sur elles-mêmes les rendant plus facilement accessibles à la vue, car il arrive souvent, ainsi que cela se voit dans plusieurs observations, qu'une tumeur implantée à la base de l'amygdale ou à la partie postéro-inférieure, par exemple, se dérobe dans les profondeurs du pharynx et n'en sort que grâce aux manœuvres dont nous parlons.

On pourra, enfin, et on devra même se servir du miroir laryngien pour explorer les régions de l'amygdale non visibles directement, ce qui permettra de découvrir les tumeurs de tout petit volume.

Ainsi donc l'inspection nous renseigne non seulement sur l'existence de la tumeur mais encore sur son volume, sur son point d'implantation, sur son aspect, sur le degré de rétrécissement qu'elle fait subir à l'isthme du gosier, etc.

Pour appuyer ces résultats, il nous reste l'exploration digitale intra-buccale qui nous permettra d'arriver, à l'aide de l'index, jusqu'au néoplasme et d'en apprécier la consistance, la mobilité, l'existence ou le défaut d'adhérence aux organes voisins, etc... Si le doigt n'est pas commode, comme il arrive souvent, pour se rendre compte du point d'implantation, on se servira du stylet, qui permettra de mobiliser la tumeur et de suivre son pédicule s'il y en a un.

Puis nous nous rendrons compte, par la palpation extérieure, de la présence ou de l'absence de relief, de l'état des ganglions, etc.

Tels sont, dans leur ensemble, les symptômes qui nous permettront de dire : il existe une tumeur de l'amygdale.

Mais on les trouvera rarement réunis, et, nous le répétons, il faut bien savoir que certaines tumeurs de l'amygdale, en raison de leur conformation, présentent des symptômes peu nets, quelquefois même nuls. Il n'est pas difficile de comprendre, en effet, que si des tumeurs dures et volumineuses, telles que le fibrome ou le fibro-enchondrome sont accompagnées souvent du cortège de signes que nous avons énumérés, il ne saurait en être de même pour des tumeurs molles, facilement dépressibles, telles que l'angiome, le lipome, les kystes, le myxome, les papillomes, etc.

Il est, du reste, impossible de donner, pour chaque variété de tumeur, une description exacte des signes qui les décèlent. Les symptômes varient pour ainsi dire, à l'infini, avec le volume la forme, le mode d'implantation du néoplasme, etc.

Aussi, à ce point de vue particulier, les diviserons-nous en deux groupes :

Dans le premier groupe, nous placerons les tumeurs pédiculées et celles de gros volume ; dans le second, les néoplasmes sessiles et peu volumineux.

Le premier groupe fournira un tableau symptomatique assez complet.

Avec les tumeurs pédiculées, nous aurons surtout de la toux, de la gêne de la respiration, des accès de suffocation, des chatouillements dans la gorge et des nausées.

Les néoplasmes volumineux provoqueront en outre de la difficulté de la déglutition, des modifications de la voix, de l'ouïe, de la circulation, des douleurs et de la sialorrhée, etc., en un mot, tout l'appareil symptomatique que nous avons pris comme type pour notre description générale.

Les néoplasies du second groupe se traduiront quelquefois par des phénomènes d'angine, un peu de gêne de la déglutition. Elles passeront souvent inaperçues et c'est le hasard seul qui mènera à leur découverte.

Nous ne pouvons donner d'indications plus précises, sans nous exposer à des répétitions inutiles.

Nous étudierons maintenant d'une façon rapide les résultats que fournit l'examen objectif pour chaque catégorie de tumeurs :

A. *Fibrome.* — Le fibrome peut être sessile ou pédiculé. Il constitue dans ce dernier cas le polype fibreux. C'est une tumeur de couleur ordinairement rose pâle, quelquefois blanc jaunâtre, arrondie ou ovalaire, de consistance très dure, à surface tantôt lisse, tantôt bosselée. Il peut atteindre des dimensions variables allant jusqu'au volume d'une énorme noix (Julia), ou d'un œuf de poule (Bourdon).

Son tissu crie sous le scalpel, et la surface de section est d'un blanc nacré ou rosée. Quant à savoir pourquoi il se pédiculise dans certains cas, cela est très difficile. Le poids de la tumeur y est peut-être pour quelque chose ainsi que la traction que peuvent exercer sur la tumeur les mouvements de déglutition.

B. *Myxome*. — Le myxome est une tumeur molle, presque fluctuante; d'aspect gélatineux, rappelant les polypes muqueux des fosses nasales. Lorsqu'on le râcle, on voit s'en écouler une substance transparente, jaune. Il est ordinairement sessile; cependant, dans le cas de myxome de Morell-Mackenzie, la tumeur pédiculée mesurait 3 cent. de longueur sur 1 cent. d'épaisseur.

C. *Lipome*. — Le lipome est une tumeur élastique et molle, d'une mollesse quelquefois voisine de la fluctuation, ce qui explique l'hésitation qui retenait le diagnostic suspendu entre un lipome et un kyste dans l'observation n° XLIII. Il est généralement recouvert par la muqueuse amygdalienne; de couleur rosée ou jaune pâle. Le diagnostic est très difficile et on ne peut souvent le faire que grâce à l'examen microscopique.

D. *Angiome*. — L'angiome exclusivement localisé à l'amygdale a été très rarement observé. On en trouve ordinairement en même temps sur le pharynx et même sur le larynx (Moure). Il se présente sous forme de taches aplaties, peu saillantes, ou de tumeurs proprement dites de couleur brun foncé, violet sombre, ou rouge lie de vin, mamelonnées, irrégulières, sessiles, faisant corps avec l'amygdale, et l'envahissant quelquefois tout entière, comme si le tissu amygdalien s'était transformé en tissu angiomateux (obs. LV). Ces tumeurs se gonflent, se modifient légèrement sous l'influence des efforts pratiqués par le malade. Dans les cas qui ont été signalé on n'a pas observé de battements à leur niveau. Ils étaient donc d'origine veineuse. On n'a pas eu non plus à noter d'hémorrhagie à leur niveau.

L'angiome se détache d'une façon très nette sur l'amygdale et sur le tissu voisin; le reste de l'organe est sain, et ne présente pas de vascularisation, sauf, bien entendu, quand le néoplasme envahit toute la glande. Le volume de l'angiome est généralement peu considérable.

E. *Papillome*. — Le papillome est une tumeur de consistance molle, de couleur rosée ou gris rougeâtre, sessile ou pédiculée, à surface granuleuse, recouverte de points mûriformes, présentant l'aspect d'un chou-fleur, généralement petite, mais pouvant

acquérir un certain volume (Morgan, *Papillome de l'amygdale
ayant atteint le volume d'un œuf*).

Disons que ces tumeurs sont assez souvent multiples et que,
dans beaucoup de cas, elles ne sont pas localisées à l'amygdale
mais atteignent en même temps les parties voisines, les piliers, l'épiglotte, etc.

F. *Adénome*. — L'adénome est une tumeur lisse, unie, d'aspect blanc grisâtre, ressemblant assez facilement à un polype
muqueux, mais d'une consistance plus ferme, se rapprochant
de celle du fibrome, généralement de petit volume. Dans le seul
cas que nous connaissions et qui nous a été transmis par M. le
Dr Coupard, il s'agissait d'un adénome kystique qui, en raison
de la grande cavité dont il était creusé, donna à penser tout
d'abord à un kyste, car il en avait la rénitence. C'est grâce au
microscope qu'on put établir le diagnostic. Il avait un centimètre et demi de hauteur, sur un centimètre de diamètre transversal.

G. *Fibro-Enchondrome*. — Dans le cas de Bottini (obs. LVIII),
la tumeur était constituée de plusieurs lobes. Elle était très
dure, bosselée, à surface lisse, blanche, comme lardacée,
rouge en certains points, granuleuse. elle ne présentait aucune
ulcération et avait le volume d'une mandarine.

Dans les deux cas que nous avons rencontrés (obs. II et III),
il n'existait aucun de ces caractères, et cela se comprend facilement car, ainsi que nous le verrons tout à l'heure, il s'agissait
de chondrome interstitiel diffus et le microscope seul pouvait
éclairer le diagnostic.

H. *Kystes*. — Les kystes, selon Broca, sont des tumeurs constituées par des cavités closes, anormales ou anormalement développées, dont les parois sont en rapport de continuité par leur
surface extérieure avec les tissus vasculaires environnants et en
rapport de contiguité par leur surface interne avec la substance
liquide et molle, rarement solide, quelquefois organisée et
vivante, mais toujours indépendante de la circulation générale,
qui forme leur contenu.

Armés de cette définition, nous étudierons les kystes hydatiques et les kystes par rétention. Les kystes dermoïdes n'ont pas été signalés dans la région qui nous occupe.

Les kystes hydatiques ont été rarement observés; on n'en connaît guère que trois cas, ceux de Dupuytren, de Chassaignac, de Robert (obs. LX et LXI). Le diagnostic n'en a été fait, du reste, qu'au moment de l'intervention; on avait pensé à une hypertrophie de l'amygdale ou à un abcès chronique : ils sont d'aspect lisse, uni. On perçoit à leur niveau de la fluctuation et il est probable qu'on doit également trouver le frémissement caractéristique, étant donnée leur situation superficielle. Ils sont formés d'une poche contenant un liquide clair, aqueux, au milieu duquel se trouve la vésicule caractéristique.

Passons aux kystes par rétention. Nous n'ignorons pas que les anatomo-pathologistes tendent actuellement à refuser à ces kystes le titre de tumeurs, mais alors nous nous placerons sur le terrain clinique et nous ne ferons que suivre, en étudiant ici ces kystes, l'exemple des auteurs qui se sont déjà occupés de la question. Les cas publiés ne sont pas très fréquents, mais Lake (1), qui en a publié trois faits, pense qu'ils doivent être assez communs. Mac Bride et Batho s'en sont également occupés. Ces tumeurs ne sont pas ordinairement de grosses dimensions, ils sont analogues à ceux que l'on rencontre dans la bouche et sur le pharynx. Rénitents, quelquefois même fluctuants, ils sont d'aspect régulier, de coloration rosée, quelquefois jaune rougeâtre. Ils sont remplis d'un liquide épais, rougeâtre, couleur jus de pruneau, comme s'il s'était fait de petites hémorragies à leur intérieur. Leur contenu se distingue donc nettement de celui des kystes hydatiques. Enfin, on voit quelquefois à leur surface des vaisseaux qui décrivent des arborisations.

Lake rapporte qu'il a vu dans un cas l'orifice de la crypte dilaté, bouché par un amas de mucus; il n'est donc pas douteux qu'on ait affaire à des kystes par rétention.

Mais il ne faut pas confondre ces kystes avec ces amas jaunâtres de matières caséeuses et de débris épithéliaux qui se for-

---

(1) Kystes simples de l'amygdale. *Brit. med. Journ.*, 16 juillet 1892.

ment très souvent dans les cryptes et que l'on décrit sous le nom de kystes caséeux dont nous reparlerons au chapitre de l'Anatomie pathologique et que Smurra a signalés sous le titre : « Tumeurs kystiques folliculaires muqueuses des amygdales » et qui ont été fort bien étudiés par M. le Dr Brindel. Ce ne sont pas là des kystes, mais plutôt des dépôts enkystés. « Le dépôt, dit Mac Bride, est couvert par une couche de membranes muqueuses et présente, par ce fait même, l'aspect d'une pustule qui se forme. Un examen attentif fait voir que la plaque jaunâtre est recouverte d'un fin réseau vasculaire ». Ils ont un aspect jaunâtre, très caractéristique, quelquefois rosé, s'ils sont plus profondément situés dans la glande.

CHAPITRE IV

Nous rappellerons en quelques mots très courts la structure anatomo-pathologique des tumeurs que nous nous proposons d'étudier.

A. *Fibrome*. — Le fibrome est constitué par une des variétés de tissus de la substance conjonctive, le tissu fibreux.

Pour le fibrome, comme pour les autres tumeurs, nous n'étudierons dans ce chapitre que l'aspect microscopique, les qualités macroscopiques ayant déjà été étudiées à propos des symptômes objectifs. Si donc, on fait des coupes dans un fibrome et qu'on les examine au microscope, on constate qu'il est constitué par des faisceaux connectifs entre lesquels se trouvent des cellules connectives à forme ronde ou fusiforme : on y voit peu de vaisseaux et de fibres élastiques. Tantôt les éléments fibreux sont parallèles, disposés en lamelles aplaties dures, non vasculaires : c'est le fibrome lamelleux. Tantôt ils forment des faisceaux entrecroisés et constituent des lobules que réunit du tissu conjonctif lâche dans lequel pénètrent des vaisseaux : c'est le fibrome fasciculé.

Tel est le fibrome vrai. Si à côté des fibres lamineuses adultes, on trouve des amas de cellules embryonnaires, et si, bien entendu, les vaisseaux n'ont pas de paroi propre, le néoplasm devra être considéré comme un sarcome. Si, entre les travées fibreuses, dans les alvéoles qu'elles circonscrivent, il existe des îlots de cellules polymorphes, il s'agira d'un carcinome.

Dans l'amygdale le fibrome prend naissance ou dans le chorion muqueux (Masse, XXIX), ou dans la tunique adventice des vaisseaux (obs. XXV, Bourdon), ou dans la charpente connective de la glande, ou dans le tissu réticulé des follicules, etc. Il est quelquefois associé au myxome et au lipome : il est assez souvent kystique. Au milieu du tissu fibreux on trouve parfois du tissu amygdalien.

Le fibrome est quelquefois riche en vaisseaux : artérioles caractérisées par une paroi propre, capillaires dilatés par places et formant des kystes sanguins, constituant ainsi une tumeur fibro-angiomateuse (Lejars).

B. *Myxome.* — Le myxome pur de l'amygdale est excessivement rare. Nous n'en connaissons que deux cas : celui de Morell-Mackenzie et celui de Cozzolino (obs. XIX). Mais, comme nous venons de le dire, il s'associe quelquefois au fibrome.

Le myxome est une variété de tumeur conjonctive formée par du tissu muqueux. Le myxome pur ou hyalin est formé de cellules rondes, fusiformes ou étoilées, pâles, à un ou plusieurs noyaux ; d'une substance fondamentale, homogène, muqueuse, réfringente ; on y voit des fibrilles de tissu conjonctif jeune qui soutiennent un réseau à larges mailles formé par des vaisseaux capillaires.

La tumeur est généralement enkystée dans une membrane plus ou moins forte et tapissée à l'extérieur d'un épithélium.

Souvent le myxome contient de nombreuses fibres élastiques, des cellules adipeuses abondantes, ou du tissu cartilagineux ; il peut se creuser de cavités (myxome kystique) par dégénérescence colloïde ; ou présenter des dilatations vasculaires (myxome télangiectasique).

C. *Lipome.* — Le lipome est une tumeur conjonctive formée par du tissu graisseux. Il est rare dans l'amygdale, par ce fait qu'il se développe plutôt dans le derme et le tissu cellulaire sous-cutané que dans le tissu sous-muqueux, les glandes, etc. Aussi n'en possédons-nous que deux observations.

Le lipome est constitué par des vésicules adipeuses rondes ou polyédriques par pression réciproque, deux ou trois fois plus grosses que les cellules normales (60 à 100 μ) groupées en lobules volumineux. Il a une vitalité propre, c'est-à-dire qu'il ne diminue pas chez les gens qui maigrissent. Il peut contenir du tissu muqueux (lipome myxomateux), du tissu conjonctif (lipome fibreux), des vaisseaux dilatés (lipome érectile), etc.

D. *Chondrome.* — Cette variété de tumeur conjonctive n'a été signalée qu'une fois dans l'amygdale et encore n'était-elle pas pure (obs. LVIII), mais associée à du tissu fibreux.

Dans les deux cas que nous avons rencontrés (obs. II et III), il s'agit plutôt d'infiltration cartilagineuse de l'amygdale que d'un chondrome vrai. Il semble qu'il y ait eu transformation du tissu fibreux en tissu cartilagineux. Sous quelle influence s'est opérée cette transformation ? Il est impossible de le dire, mais le fait n'en est pas moins intéressant et peut-être serait-il plus fréquemment signalé si les examens histologiques étaient faits plus complètement. Du reste, les tumeurs dont nous parlons ont été enlevées alors qu'elles étaient encore de petit volume, et on ne peut dire ce qu'elles seraient devenues dans l'avenir.

Deichert, dans les « *Annales cliniques de Virchow* », a signalé trois faits analogues aux nôtres et même il a trouvé à côté du tissu cartilagineux quelques points de tissu osseux.

Quoi qu'il en soit, les chondromes contiennent des cellules cartilagineuses et une substance fondamentale ; dans le cas de Bottini on trouva aussi des chondroplastes.

Les cellules sont semblables à celles du cartilage hyalin ; une capsule les enveloppe ; parfois elles perdent cette capsule et envoient des prolongements qui s'anastomosent avec ceux des cellules voisines.

La substance fondamentale est dure ou transparente, ramollie, d'apparence muqueuse ou traversée par des fibrilles élastiques et conjonctives : Bottini y a trouvé des vaisseaux ; mais il n'y en avait pas dans la partie cartilagineuse.

Le chondrome est enveloppé d'une membrane fibreuse, sorte de périchondre qui l'isole des tissus voisins : aussi le chondrome est-il ordinairement une tumeur bénigne.

Cependant l'anatomie pathologique ne peut pas toujours différencier les chondromes bénins des chondromes malins : si la membrane fibreuse, dont nous venons de parler, manque, s'il y a des cellules embryonnaires nombreuses, la tumeur est maligne.

Du reste, les chondromes récidivent souvent, surtout dans les glandes : aussi mettrons-nous un point d'interrogation au sujet de la classification du cas de Bottini (observ. LVIII) dans les tumeurs bénignes car nous ne savons pas s'il n'y a pas eu de repullulation.

E. *Angiome*. — L'angiome est dû à la dilatation et à la multiplication des vaisseaux sanguins. L'angiome exclusivement localisé à l'amygdale a été observé rarement, mais les angiomes du pharynx, très rares eux-mêmes, intéressant quelquefois l'amygdale. Les vaisseaux nouveaux sont semblables aux vaisseaux normaux (angiome simple) ou forment un système caverneux qui rappelle celui des organes érectiles (angiome caverneux).

1° Les angiomes simples sont formés de taches plates ou saillantes, franchement rouges ou violacées, les capillaires dilatés à parois épaisses décrivent des lignes plus ou moins flexueuses.

2° Les angiomes caverneux sont des tumeurs creusées d'alvéoles séparées par des cloisons fibreuses et dans lesquelles circule du sang normal, qui, arrivé par la voie artérielle, sort par les veines afférentes.

L'angiome tranche nettement, par sa coloration, sur les tissus voisins.

F. *Papillome*. — Le papillome est une tumeur dont la structure est la même que celle des papilles normales : elle est formée par une agglomération de papilles hypertrophiées. C'est là ce qui caractérise le vrai papillome. En effet, une tumeur quelconque peut présenter un aspect papillaire, quand sa surface est occupée par des bourgeons formés de papilles. Mais ce sont là des tumeurs papillaires et non de véritables papillomes. Le papillome vrai est tantôt recouvert par un épithélium pavimenteux (papillome corné) tantôt par un épithélium de même nature que celui de la muqueuse sur laquelle il repose (papillome muqueux), ce dernier est assez souvent signalé sur l'amygdale. On n'a rapporté qu'un cas de papillome corné (obs. XXXIX). Le papillome est constitué par une trame de tissu conjonctif parcourue par des anses vasculaires et recouverte d'un épithélium ; il présente des élevures conjonctives grêles et allongées ; dans la gangue lamineuse existent quelques fibrilles, quelques cellules embryonnaires et de la substance amorphe ; la trame celluleuse est parfois si mince que l'épithélium semble reposer sur les anses vasculaires, d'où l'aspect rouge qu'ils offrent quelquefois. Certains auteurs considèrent les papillomes comme des fibromes papillaires. D'après Kahn (*Arch. für laryng*. 1893) les papillomes de l'isthme du gosier ont une structure éminemment lymphoïde ; ce sont des lymphomes papillaires et non des fibromes papillaires.

G. *Adénome*. — Il est caractérisé par l'existence d'un grand nombre de culs-de-sac glandulaires au milieu du tissu conjonctif. Ces culs-de-sac présentent des formes variables ; ils sont tantôt arrondis, tantôt ovoïdes, tantôt irréguliers, parfois aplatis. La paroi de ces cavités est tapissée par des cellules épithéliales cylindriques ou cubiques suivant les cas. Ces cellules sont toujours réparties le long de la paroi sur une seule couche, fait important, car dans l'épithélioma il y a prolifération de ces cellules qui forment plusieurs couches. Dans l'intérieur de ces culs-de-sac, on trouve assez souvent une substance granuleuse, peut-être due à la sécrétion de cette paroi épithéliale. Il n'est pas rare de rencontrer dans le tissu conjonctif, au voisinage immédiat des culs-de-sac de néoformation, une infiltration embryonnaire assez prononcée. Les vaisseaux ne présentent aucune particularité.

Notons enfin que dans certaines tumeurs on trouve une vascularisation abondante : des artérioles avec paroi propre, des capillaires nombreux se dilatant par places et formant de petits kystes sanguins (obs. XXXII de Rivière). C'est ce qui avait amené M. Lejars à diviser les polypes de l'amygdale en lympho et fibroangiomateux ainsi que nous l'avons déjà dit.

Les autres espèces de tumeurs bénignes, n'ayant pas été signalées dans l'amygdale, nous n'avons pas à nous en occuper ici.

Il nous resterait à parler des kystes, mais à part un ou deux cas de kystes hydatiques, ils font tous partie de la classe des kystes par rétention. Ils ne présentent, par suite, aucune particularité anatomo-pathologique. Nous les avons étudiés dans le chapitre précédent.

Les kystes hydatiques sont formés de la périphérie au centre par :

1° Une membrane adventice, conjonctive;

2° Une membrane propre, gélatiniforme, transparente, constituée par une substance amorphe, disposée en feuillets minces;

3° Une membrane fertile, semée de granulations (vésicules) contenant les échinocoques.

4° Un liquide transparent contenant, dès que les échinocoques meurent, des traces d'albumine.

Les hydatides peuvent se détacher et flotter dans le liquide. Quand il n'y a pas d'échinocoques dans les vésicules on a les kystes acéphalocystes qui ne contiennent que des crochets libres dans le liquide.

Mais nous devons faire une remarque importante, c'est que les tumeurs appelées communément kystes caséeux ne sont pas des kystes à proprement parler. Ce sont simplement des matières caséeuses enkystées. Elles ne sont, en effet, le siège d'aucune néoformation; elles n'ont pas de membrane propre, etc. Il s'agit simplement de rétention dans une crypte amygdalienne ou dans une glande, de grumeaux caséeux de couleur jaune ou blanchâtre, formés de produits de sécrétion et d'épithélium desquamé qui, par résorption des parties liquides, peuvent arriver à former des concrétions assez dures. Ils sont analogues à ces amas caséeux que l'on voit souvent dans les cryptes et qui sont rejetés facilement, mais ils en diffèrent ordinairement par l'absence de fétidité.

Les tumeurs bénignes de l'amygdale sont généralement uniques : une exception doit être faite pour les papillomes, qui sont souvent multiples.

L'amygdale gauche paraît être aussi souvent intéressée que la droite. Pour le lieu d'implantation ou d'apparition de la tumeur, il n'y a rien à dire de précis, il varie pour ainsi dire avec chaque cas. Ruault a vu un polype s'implanter manifestement au fond d'une crypte (Obs. XXXVI).

L'espèce la plus commune est le fibrome, et surtout le fibrome pédiculé ou polype fibreux; puis viennent le papillome, l'angiome, les kystes qui mériteraient peut-être un meilleur rang, s'ils ne passaient si souvent inaperçus, le lipome et enfin le fibro-enchondrome et le myxome pur.

Une notion importante est celle de l'unilatéralité des tumeurs bénignes de l'amygdale. Mais ici encore, le papillome doit être l'objet d'une exception : il atteint, en effet, quelquefois les deux tonsilles en même temps.

CHAPITRE V

DIAGNOSTIC

Il importe tout d'abord de s'assurer par la vue et le toucher que la tumeur observée siège bien sur l'amygdale, car, à un examen sommaire, une tumeur appenduc à la face postérieure du voile du palais ou sur les piliers, ou insérée entre les piliers et l'amygdale, peut en imposer pour une tumeur tonsillaire (1). Il suffit d'être mis en garde contre ces causes d'erreur pour les éviter.

Une fois le diagnostic du siège bien établi, est-on bien en présence d'une tumeur bénigne?

Or, une tumeur indolente ou simplement avec quelques irradiations douloureuses passagères vers l'oreille et l'angle de la mâchoire, sans retentissement ganglionnaire, sans ulcérations, sans influence sur l'état général, est très probablement une tumeur bénigne. Nous ne nous étendrons pas sur le diagnostic anatomique et symptomatique des tumeurs bénignes entre elles. Les caractères cliniques et histologiques ont été longuement étudiés aux chapitres des symptômes et de l'anatomie pathologique. Il serait superflu d'y revenir. Mais on pourra avoir à différencier la tumeur de :

1° *L'amygdalite subaiguë ou chronique.* — Celle-ci se rencontre plus souvent chez l'enfant que chez l'adulte. Elle succède souvent à des amygdalites aiguës ou procède par crises « marquées par les mêmes symptômes, à des degrés différents, suivant le plus ou moins d'acuité » (2).

---

(1) Jurasz. *Die Krankheiten der oberen Luftwege*, p. 218.
(2) Lasègue. Traité des angines, p. 346.

Cette phlegmasie chronique entraîne si souvent l'hypertrophie de l'amygdale, sur laquelle nous reviendrons tout à l'heure, que l'on a plus fréquemment à faire le diagnostic de tumeur avec l'hypertrophie qu'avec l'amygdalite. Quoi qu'il en soit, nous croyons devoir rapporter ici l'une des trois observations que nous devons à l'extrême obligeance de M. le Dr Luc. Il s'agit d'une femme de soixante ans chez laquelle l'amygdale gauche avait grossi depuis quelque temps : le diagnostic était hésitant entre amygdalite et néoplasme. L'examen histologique pratiqué par le docteur Gombault, un de nos plus savants anatomo-pathologistes, a donné les résultats suivants :

« L'épithélium de revêtement est intact ou seulement enflammé par places : il n'est pas végétant. Je n'ai trouvé nulle part trace de glandes ou de formations glandulaires. Il ne s'agit donc sûrement pas d'un épithéliome. La surface de section est infiltrée par un très grand nombre de petites cellules rondes et ce sont ces cellules qui forment certainement la grosse masse du tissu. La question qui se pose est donc de savoir s'il s'agit d'une tumeur du groupe conjonctif, dans l'espèce, un sarcome à petites cellules, ou d'un processus inflammatoire, d'une amygdalite, et, dans ce dernier cas, il faudrait déterminer la cause de cette inflammation.

» 1° Je ne crois pas qu'il s'agisse d'un sarcome, parce que les cellules sont régulièrement situées dans les interstices du tissu conjonctif et que celui-ci est plutôt fibreux, parce que ces cellules remplissent régulièrement la cavité des lymphatiques, parce que les parties constituantes de l'amygdale sont en place et non repoussées ou détruites. C'est ainsi que les follicules sont nombreux, parfaitement distincts et situés à leur place ordinaire.

» On n'a donc pas l'image que donne un tissu néoplasique autonome dans son développement comprimant ou détruisant les tissus préexistants. Une autre raison qui a son importance est la suivante : Sur un point, il existe une ulcération bien caractérisée par la façon dont l'épiderme se comporte sur ses bords. Or le fond de l'ulcération est formé non par un tissu qu'on pourrait prendre pour sarcomateux, mais bien par un tissu fibreux très dense qui est bien le derme épaissi et discrètement infiltré de cellules migratrices. Or, quand un sarcome s'ulcère, le fond de l'ulcération est formé par le tissu sarcomateux toujours plus ou moins reconnaissable.

» 2° Je crois donc qu'il s'agit d'une amygdalite, et celle-ci doit être subaiguë ou chronique, parce que toute la charpente fibreuse est manifestement épaissie, l'infiltration cellulaire se fait sur un fond de sclérose. Cette sclérose est manifeste sur une foule de points dans le derme qui est très épais. Elle se retrouve sur deux ou trois grosses cloisons fibreuses qui cloisonnent la coupe. Elle se retrouve enfin dans la profondeur même, car les minces cloisons qui séparent les cellules sont fibreuses. Les follicules eux aussi sont sclérosés.

» 3° La nature de cette inflammation est difficile à déterminer. Il n'y a pas de grosses formations nodulaires en dehors des follicules. Je n'ai rencontré nulle part de caséification. Pas de cellules géantes, pas de cellules épithélioïdes. Ce qui me frappe le plus, c'est le nombre assez grand de vaisseaux et surtout d'artères situés dans les parties fibreuses, par conséquent d'un certain calibre, servant de point d'appel à des cellules migratrices. Dans quelques artères, l'endartère a aussi manifestement végété. En raison de la tendance sclérosante du processus et de l'artérite prédominante, je ne serais pas éloigné de songer à une spécificité autre que celle du bacille de Koch.

» Je n'ai trouvé que très peu de glycogène dans les coupes, encore siège-t-il uniquement dans les cellules épithéliales; ceci, joint aux considérations déjà énumérées, m'engage à éliminer l'idée de tumeur, de sarcome pour adopter celle d'amygdalite subaiguë.

» Il ne m'est pas possible de me prononcer catégoriquement sur la nature de cette amygdalite. Je n'ai pas trouvé de bacilles de Koch sur les coupes, mais, d'autre part, les colorations avec les couleurs d'aniline ne donnent pas de renseignements précis sur le caractère des cellules infiltrées ».

On voit déjà, par cet exemple, de quel secours peut être dans certains cas l'examen histologique; nous ne saurions trop insister, dès à présent, sur son importance et nous aurons l'occasion d'y revenir plusieurs fois dans le cours de ce chapitre.

2° *Hypertrophie amygdalienne.* — L'hypertrophie ordinaire, celle qui s'observe de préférence chez les enfants lymphatiques, se présente sous forme de saillie assez régulière, de consistance molle, si l'hyperplasie du tissu lymphoïde domine, ferme, mais sans noyaux d'induration, si l'hyperplasie porte sur le tissu conjonctif : elle a été précédée d'amygdalites aiguës répétées ; elle a généralement pour caractère d'être bilatérale et accompagnée d'un léger engorgement ganglionnaire également bilatéral, aussi faut-il se méfier des hypertrophies unilatérales, car on a trouvé des noyaux néoplasiques dans des amygdales que l'on avait enlevées avec le diagnostic hypertrophie simple unilatérale (obs. III).

Il ne faut pas ignorer qu'il existe des hypertrophies polypoïdes de l'amygdale (Lemariey) (Frühwald (1), obs. XXVI) qui provoquent les mêmes symptômes que les tumeurs pédiculées et qui ne sont formées que de tissu amygdalien. Et M. Lejars a publié sous le nom de polype lympho-angiomateux (obs. XXXV) un cas qui pourrait très bien rentrer dans la catégorie des hypertrophies polypoïdes. Mais, nous dira-t-on, l'examen microscopique éclairera le diagnostic. C'est vrai dans beaucoup de cas, mais dans certains autres, les histologistes eux-mêmes sont dans le plus grand embarras. L'hypertrophie simple évoluerait, en effet, vers le lymphadénome par disparition graduelle du tissu amygdalien ; c'est pourquoi M. Passaquay avait proposé de donner à cette forme d'hypertrophie le nom de lymphadénome simple pour le séparer du lymphadénome vrai « qui s'en distinguerait par une tendance marquée à l'envahissement de proche en proche » et sa coïncidence avec d'autres lésions analogues dans l'organisme. Il faut rappeler, à ce propos, l'observation de Frœlich (2), qui rapporte un cas analogue sous le nom de polype lymphadénique, et nous en rapprocherons l'observation

---

(1) *Wiener medic. Wochens.*, 1879.
(2) Frœlich. Diss. in. Gottingen, 1880.

qu'a bien voulu nous transmettre M. Luc (du reste sans spécifier le diagnostic) et que nous allons citer brièvement : M. Luc a observé « il y a six mois, un homme d'une quarantaine d'années, dont l'amygdale gauche avait depuis quelques mois grossi sans raison appréciable, et en outre, sans modification de couleur et de consistance ». L'amygdale a été enlevée et l'examen histologique a été fait par M. Gombault, qui s'exprime ainsi : « Il s'agit d'un cas difficile. Ce qui est certain, c'est que le néoplasme épithélial peut être mis hors de cause. Le tissu amygdalien est infiltré au delà de toute proportion normale par de petites cellules rondes, analogues aux cellules migratrices. Derrière ces cellules, le réticulum est conservé dans les régions qu'il occupe normalement. L'idée de sarcome pur se trouve donc aussi éliminée. Deux hypothèses restent en présence. Ou bien celle d'une amygdalite, c'est-à-dire d'un processus inflammatoire ou bien celle d'une tumeur lymphoïde. C'est vers cette dernière hypothèse que j'inclinerais plus volontiers (sans pouvoir cependant être affirmatif), parce que les vaisseaux ne sont pas le centre d'accumulation de cellules rondes, celles-ci étant réparties à peu près uniformément sur toute l'étendue de la coupe et en second lieu parce que dans les vaisseaux de calibre les globules rouges ne sont pas mélangés à une très grande quantité de leucocytes. J'estime que dans le cas particulier les renseignements tirés de l'examen histologique ne peuvent pas dépasser la mesure que j'indique ».

« Depuis, ajoute M. le Dr Luc, il n'y a pas eu trace de récidive ».

Dans des cas pareils, on en est donc réduit à l'évolution clinique, et il se peut bien que la tumeur enlevée par M. Luc doive être rangée dans la catégorie des « lymphadénomes simples ». Mais, en présence de l'hésitation des maîtres les plus autorisés, il ne nous appartient pas d'être plus affirmatif.

Enfin, il faut se mettre aussi en garde contre les circonstances qui peuvent faire que certaines hypertrophies polypoïdes simulent le fibrome pédiculé. Par suite d'une inflammation lente, ces hypertrophies peuvent être le siège d'un processus de sclérose, à tel point qu'on a révoqué en doute l'authenticité des fibromes signalés par certains auteurs, et qu'on a établi la classification suivante (Lemariey) : « Au premier degré, l'hypertrophie simple ; au deuxième degré, l'hypertrophie avec sclérose plus ou moins avancée ; au troisième degré, le fibrome ou plutôt l'hypertrophie sclérosée ». Ces distinctions sont fort intéressantes, mais il est très difficile de les faire en clinique et ce n'est guère que l'examen histologique qui les rendra possibles.

En outre, les amygdales, il ne faut pas l'oublier, peuvent être bilobées et même multilobées. Si l'un de ces lobes vient à se pédiculiser, il constitue un polype de l'amygdale. M. le Dr Cartaz nous a communiqué deux cas que nous devons rapporter : « Il s'agit, dans ces cas, d'amygdales non pas accessoires mais dont une partie en quelque sorte détachée du corps de l'amygdale formait une véritable tumeur implantée sur la partie supérieure et proéminent du côté du voile. Dans le premier cas, la tumeur était égale comme volume à une amygdale moyenne. L'amygdale était non pas hypertrophiée mais de bonne taille, et l'amydale accessoire était fort gênante doublant ainsi le volume normal. Dans le second cas, la disposition était à peu près similaire, mais l'amygdale accessoire n'avait pas plus du volume qu'une petite noisette ». Si les lobes sont multiples, on a les amygdales en grappe, et on pourrait, à un examen sommaire, penser à des papillomes. On a observé quelquefois un de ces lobes au niveau de la fossette sus-amygdalienne.

Il est important aussi de noter qu'il peut exister des amygdales surnuméraires. Jurasz (1) en a signalé un cas : elle était attachée par un pédicule au-dessus de l'orifice pharyngien de la trompe. Le même fait a été observé par M. le Dr Moure, à la base de la langue, ainsi que nous l'avons dit au chapitre de l'anatomie. Et ces amygdales surnuméraires s'hypertrophiant, peuvent en imposer à des observateurs peu exercés pour de véritables tumeurs. E. Carroll Morgan (2) enleva une amygdale sur-

---

(1) Jurasz, *Monaschrift für ohrenh.*, 1885, n. 12.
(2) Morgan, *Annales des maladies de l'oreille et du larynx*, 1889.

numéraire hypertrophiée qui était située entre les piliers droits du voile du palais. Le diagnostic était d'autant plus hésitant que les ganglions étaient légèrement engorgés et que la mère du malade avait succombé à un cancer du sein. Dans les deux cas, l'examen histologique montra qu'il n'y avait que du tissu amygdalien.

Mac Bride (1) et Balme (2) citent des cas analogues. Dans certains cas, enfin, l'amygdale lâchement retenue dans la fossette amygdalienne peut en sortir tout entière et se pédiculiser à la manière d'un polype.

Pour les cliniciens, tout ce que nous venons de dire n'a peut-être pas une importance capitale ; car, du moment qu'une tumeur gêne, il faut l'enlever et peu importe qu'il s'agisse d'une amygdale surnuméraire ou d'une hypertrophie polypoïde sclérosée ou non. Aussi, le diagnostic que nous venons de faire est-il loin de présenter l'intérêt offert par celui que nous allons étudier, celui des tumeurs bénignes avec les tumeurs malignes et particulièment avec le *sarcome et le lymphadénome* (et *lymphosarcome*), bien entendu, avant la période d'ulcération.

Disons tout d'abord que l'âge ne saurait être un élément sérieux de diagnostic, car on voit, quoique assez rarement, des sujets jeunes porteurs de néoplasmes malins de l'amygdale. Toutefois le *sarcome* apparaît généralement vers l'âge de 50 ans. Il ne se signale souvent au début que par des angines et des amygdalites répétées à la suite desquelles persiste une hypertrophie de l'amygdale qui est à peu près toujours unilatérale et accompagnée d'induration de l'organe. Les ganglions ne sont envahis qu'à une période assez éloignée du début.

On comprend, dans de telles circonstances, l'importance d'un diagnostic précoce et rapide. Ici, plus que partout ailleurs, l'étude microscopique s'impose et doit être pratiquée avec un soin jaloux et encore ne pourrons pas toujours du premier coup en attendre la lumière ; il faudra souvent plusieurs examens pour être édifié sur la véritable nature de la maladie.

---

(1) Mac Bride, *Diseases of the throat, nose etc.*, p. 66.
(2) Thèse Paris, 1888.

Le cas du comte de B..., publié par M. Luc en 1892, est très connu. Il s'agissait d'une tumeur sur laquelle on ne pouvait cliniquement se prononcer. Trois examens histologiques furent pratiqués en cinq mois : le troisième seulement permit de savoir qu'il s'agissait d'un sarcome, alors que, cliniquement, le doute n'était plus possible. Les éléments embryonnaires peuvent manquer pendant une longue période de la maladie et la nouvelle observation de M. le Dr Luc, que nous avons rapportée il y a un instant, est une preuve de plus de la difficulté du diagnostic histologique. Dans des cas pareils, on a, comme ressource ultime, l'évolution de la maladie, l'envahissement des ganglions, les douleurs, l'influence sur l'état général, et on assiste impuissant à l'installation de la cachexie avec récidive ou repullulation en un autre point de l'organisme.

Mais les cas ne sont pas toujours aussi difficiles. Et lorsqu'on se trouve en présence d'un malade qui se plaint d'une hypertrophie amygdalienne unilatérale remontant à 4 ou 5 mois, et ne faisant que s'accroître, qu'il s'agit d'un homme d'une cinquantaine d'années, c'est-à-dire à cette époque de la vie où le tissu lymphoïde, loin de s'hypertrophier, régresse au contraire et s'atrophie; lorsque d'un côté, on constate une amygdale très petite et de l'autre une amygdale rouge, volumineuse, boursouflée, tendue, comme si quelque chose la poussait en dehors de la loge amygdalienne, il est difficile, ainsi que nous l'a fait remarquer notre maître M. le Dr Moure, avec le sens clinique qu'on lui connaît, de penser à autre chose qu'à un sarcome ou un lympho-sarcome. On ne peut guère penser à une hypertrophie syphilitique, car si elle se rencontre quelquefois chez l'adolescent, elle est exceptionnelle chez l'adulte, et d'ailleurs le début, la marche, la durée, l'aspect grisâtre par places, etc., militent en faveur du sarcome. Répétons enfin qu'il ne faut pas se fier à l'état des ganglions, qui s'engorgent assez tardivement.

La nécessité d'un diagnostic rapide n'échappe à personne, car on a pu, dans certains cas, obtenir des guérisons relatives, puisque la récidive ne s'est pas produite avant trois ans (Castex).

Le *lymphadénome* ne s'ulcère que tardivement, mais il appa-

rait généralement au cours de la leucocythémie et on sera mis
sur la voie du diagnostic par les symptômes généraux de la
maladie (adénopathies généralisées, examen du sang, rate, etc.).
C'est une tumeur dure, quelquefois molle ou plutôt élastique,
indolente, de couleur rosée ou grisâtre pouvant acquérir des
dimensions considérables et forcer la main à l'intervention chi-
rurgicale.

Nous ne nous appesantirons pas sur le carcinome et l'épithéliome, car leur évolution est si typique avec leurs douleurs pré-
coces, l'engorgement ganglionnaire, etc., l'aspect spécial des
lésions est généralement si caractéristique, que le doute n'est
pas possible.

3° *Gommes*. — Une gomme syphilitique à la période de « formation » pourrait, à la rigueur, simuler une tumeur bénigne;
mais cette affection est très rare sur l'amygdale, et, en tous cas,
les antécédents, les lésions concomitantes, les traces de lésions
anciennes et au besoin l'efficacité du traitement spécifique éclai-
rent le diagnostic.

C'est ce qui se produisit dans le cas que nous a transmis M. le
Dr Coupard. Il s'agissait d'un garçon de 12 ans qui avait sur
l'amygdale gauche une gomme de la grosseur d'une noisette
moyenne, guérie en 20 jours avec 1 gr. d'iodure de potassium
par jour. Accident primitif à l'âge de six mois par contagion
vaccinale.

4° *Plaques muqueuses végétantes*. — La syphilis peut encore
se manifester sur l'amygdale par des plaques muqueuses hypertrophiques, végétantes, pouvant même arriver à former une
tumeur « lisse et grisâtre sur quelques points, rugueuse, grai-
nelée et *exulcérée* dans la plus grande partie de son étendue » (1).
Dans des cas moins graves, on pourrait peut-être, au premier
abord, penser à des papillomes. Mais les antécédents, l'existence
d'exulcérations, les douleurs à la déglutition, l'engorgement

---

(1) Fournier. Plaques muqueuses hypertrophiques du voile du palais et de l'amygdale, constituant une tumeur très volumineuse de l'isthme du gosier. Rapportée par
Passaquay. Paris, 1872.

ganglionnaire, la présence de plaques muqueuses sur les régions voisines ou ailleurs, etc., mettront rapidement sur la voie du diagnostic. N'oublions pas enfin que la syphilis peut se traduire aussi par une hypertrophie de l'amygdale surtout chez les sujets jeunes : elle peut être unilatérale mais s'accompagne de plaques ou autres accidents spécifiques.

5° *Tuberculose vegétante.* — La syphilis n'est pas la seule infection qui puisse fournir des végétations de l'amygdale. Il faut encore noter la tuberculose qui, niée pendant longtemps dans l'amygdale et admise par M. Dieulafoy, vient d'être signalée sous une forme nouvelle par M. Mouret (de Montpellier) (1) qui rapporte le cas d'un homme de 20 ans, se plaignant de douleurs dans la gorge et de difficulté de la déglutition. La mère morte de tuberculose pulmonaire. A l'examen de la gorge, voile pâle, anémié. Les amygdales palatines ont leur volume normal, sont très pâles, et présentent deux ou trois végétations de volume différent et dont la plus grosse est comme un petit haricot. De forme conique, mais aplaties sur deux faces, ces végétations, très pâles aussi, s'implantent sur l'amygdale par une large base et présentent un sommet aminci et quelque peu dentelé; elles ne sont pas excoriées. L'auteur, qui avait déjà observé des cas analogues chez des tuberculeux, pensa à de « la tuberculose des amygdales à forme végétante et non ulcérée ». On enleva les végétations et on les soumit à l'examen histologique qui les trouva bourrées de cellules géantes, avec nombreux bacilles de Koch.

Il s'agissait là, étant donné l'état du larynx et des poumons, très probablement de tuberculose amygdalienne secondaire. Mais la tuberculose primitive est possible, d'après l'auteur. L'examen histologique peut seul éclairer le diagnostic : il ne suffit pas d'inoculer dans le péritoine des cobayes des fragments d'amygdale, car le bacille de Koch peut habiter la cavité buccale à l'état normal comme bien d'autres microbes, ainsi que l'a démontré M. le Dʳ Strauss, qui, après avoir râclé les amygdales

---

(1) *Revue de laryug., otol. et rhin.* du Dʳ Moure, 7 nov. 1896, n. 45.

d'un certain nombre de sujets sains, a inoculé ces produits de râclage à des cobayes, et a vu quelques-uns de ces animaux mourir de tuberculose.

6° *Abcès chroniques enkystés.* — Certains abcès chroniques de l'amygdale peuvent s'enkyster et donner à penser qu'il s'agit d'une tumeur. Le malade accuse ordinairement des amygdalites ou des abcès aigus fréquents. On peut trouver dans certains cas de la tension et même une sensation de flot; parfois le malade crache de temps en temps une petite quantité de pus : l'orifice par où ce pus s'écoule de l'amygdale est quelquefois visible.

Ils ont l'aspect jaunâtre, lisse, uni; ils sont rénitents plutôt que durs et quand les autres éléments de diagnostic font défaut on peut être embarrassé. Tel est le cas de M. le Dr Natier, où la tumeur dure et parfaitement indolente fut prise pour un fibrome; puis une poussée subaiguë se déclara; on toucha au galvano-cautère et il s'écoula du pus épais, grisâtre et de bonne nature.

Dans le doute, on pourra, du reste, pratiquer une incision à l'aide du couteau galvanique.

7° *Corps étrangers et calculs.* — Un corps étranger inséré dans une crypte peut déterminer autour de lui un travail irritatif aboutissant à la prolifération des éléments. Il en est de même des calculs et concrétions qui se forment parfois dans l'amygdale par suite du catarrhe chronique si fréquent dans les amygdales hypertrophiées. Le toucher révèlera une certaine induration, et à l'aide du stylet on pourra, dans quelques cas, obtenir la sensation que provoque la dureté de ces calculs. Cohen et Knight ont rapporté des cas dans lesquels ces masses dures avaient produit entre autres troubles réflexes une toux spasmodique très tenace et très prolongée.

Nous ne citerons que pour mémoire la curieuse observation de Tuthill qui trouva un morceau d'ongle inséré dans l'amygdale d'un malade qui avait l'habitude de ronger ses ongles, et celle encore plus extraordinaire de tricocéphale de l'amygdale rapportée dans la *Revue microscopique de Londres*, 1842 et trouvé à l'autopsie d'un soldat, dans une amygdale très tuméfiéc et dans un état gangréneux avancé. Rudolphi avait antérieurement signalé un cas semblable.

Enfin, nous signalerons en terminant des cas qui nous paraissent difficiles à classer en raison du peu d'explications que nous donne l'auteur, et qu'il a publiés (1) sous le nom d' « excroissances osseuses envahissant les amygdales » (Stirling). Le premier cas est celui d'une jeune femme qui depuis des années souffrait d'une hypertrophie de l'amygdale droite. En explorant cette dernière, on sentait une substance dure siégeant en arrière et faisant corps avec elle. Le deuxième cas concerne une dame de 64 ans et le troisième a été observé sur le frère de cette dame. D'après l'auteur, ce ne sont pas des calculs amygdaliens, ni les suites d'une affection quelconque, il ne peut s'agir dans ces cas que de particularités congénitales.

---

(1) *Atlanta med. journ.*, juillet 1896. Analysé par M. Trivas dans la *Revue de laryng. otol. et rhinol.* du Dʳ Moure, 3 octobre 1896, n. 40.

CHAPITRE VI

Une tumeur bénigne de l'amygdale n'a jamais entraîné la mort du malade : elle est toujours sans influence sur l'état général du sujet, et il n'y a guère que l'observation de Bottini (fibro-enchondrome) qui signale des modifications de la santé réellement inquiétantes : mais il ne faut pas oublier que le fibro-enchondrome, considéré dans la majorité des cas, comme une tumeur bénigne, est sur la limite de la malignité, si l'on peut ainsi dire, et qu'en pareille circonstance le pronostic doit être réservé : alors, plus que jamais, on doit avoir devant les yeux le changement d'allure possible de la tumeur, sur lequel nous avons attiré l'attention au début de notre travail. Et les anatomo-pathologistes vont même plus loin : pour eux, en effet, une tumeur dite bénigne peut changer, non seulement d'allure, mais aussi de nature, et servir de substratum à l'infection maligne.

Mais on ne peut pas toujours invoquer la transformation de la tumeur. Car certaines tumeurs, primitivement malignes, marchent quelquefois pendant très longtemps avec une lenteur presque rassurante, pour brûler ensuite les étapes sous une influence mal déterminée. Il y a là des points sur lesquels la lumière est encore à faire.

Mais pour les fibromes, surtout pour les fibromes pédiculés, les lipomes, les angiomes, les myxomes, les papillomes, le pronostic est bénin. La récidive n'a jamais été signalée. On sait que l'adénome, en général, a de la tendance à dégénérer en tumeur épithéliale : il faudra tenir compte de cette donnée dans le pronostic de l'adénome amygdalien.

La marche est extrêmement lente, et souvent le néoplasme arrivé à un certain degré de développement ne progresse plus.

Mais il y a encore des réserves à faire, relativement aux accès de suffocation qui se produisent quelquefois. Si, en effet, à un moment donné, une tumeur pédiculée s'engageait dans l'ouverture du larynx et y restait enclavée un temps plus ou moins long, on pourrait assister à des phénomènes graves, et parfois même mortels, si une intervention hâtive ne venait les enrayer. Le fait n'a jamais été signalé, mais du moment qu'il est possible, on doit y penser.

CHAPITRE VII

La médecine, on le conçoit, est ici frappée d'impuissance ; ce n'est pas par des gargarismes, des collutoires et des badigeonnages que l'on fera disparaître une tumeur.

C'est au traitement chirurgical que nous devrons recourir : Il consiste dans l'ablation de la tumeur. Deux méthodes s'offrent à nous : l'excision pure et simple du néoplasme, et l'amygdalotomie par l'un des procédés habituels.

La première méthode est applicable dans le cas de tumeurs faciles à isoler de la tonsille : elle sera donc bonne surtout pour les tumeurs polypeuses. Comment procèderons-nous?

Il est des cas où la tumeur longuement pédiculée est facilement accessible : on pourra alors, après avoir fait un badigeonnage de la région à la cocaïne, et avoir saisi le néoplasme avec des pinces de Museux, l'exciser à l'aide du bistouri boutonné ou des ciseaux, mais l'on s'expose à blesser les parties voisines, par suite de mouvements intempestifs du patient.

Il vaudra mieux, ainsi que nous le dirons tout à l'heure, employer l'anse ou le couteau galvaniques qui suppriment ces inconvénients et ont en outre l'avantage de détruire le point d'implantation et de prévenir ainsi les récidives.

Pour ces raisons, nous ne croyons pas devoir conseiller l'usage des écraseurs, des serre-nœuds, ces derniers ayant l'inconvénient, lorsqu'on s'adresse à un pédicule fibreux, de ne pas pouvoir le sectionner. On doit aussi rejeter l'arrachement comme un mauvais procédé, car il expose aux hémorrhagies.

Mais lorsque la tumeur n'est pas pédiculée et qu'elle n'a envahi qu'une faible partie de l'amygdale, le procédé recommandable est le morcellement de l'amygdale à l'aide de la pince de Ruault. Il permet à l'opérateur de limiter son action et de n'enlever que ce qu'il veut. Nous ne voudrions pas passer pour un conservateur à outrance, mais l'inutilité de l'amygdale est loin d'être démontrée et sommes-nous en droit, quand il n'y a pas nécessité, de priver les malades de cet organe sous prétexte que son rôle physiologique nous échappe? Donc, enlevons la partie malade et laissons la partie saine qui pourra encore remplir un rôle utile.

Certains auteurs prétendent, du reste, qu'il se produit à la surface de l'amygdale, à travers l'épithélium, une migration de globules blancs vers la cavité buccale, et nous savons que l'amygdale contient une grande quantité de leucocytes. Or, d'après M. Metchnikoff, les leucocytes possèdent la propriété de s'assimiler les microbes et de les détruire.

Les amygdales seraient donc des avant-postes remplis de phagocytes vigilants chargés de défendre dans une certaine mesure notre organisme contre les microbes qui l'assaillent de toutes parts. Du reste, certaines hypertrophies de l'amygdale ne sont très probablement que des hypertrophies de protection, et si on intervient chirurgicalement, c'est parce qu'elles dépassent souvent le but et gênent les fonctions importantes.

Mais il se présente des cas où, en dépit de la meilleure volonté, on est obligé d'enlever l'amygdale entière, le néoplasme ayant fait sien tout le tissu de la glande.

Nous ne parlerons que pour mémoire de l'énucléation digitale et de l'arrachement de l'amygdale que prônait Celse.

La ligature avait été préconisée par Heister et Moscati mais elle fut bientôt abandonnée par les inventeurs eux-mêmes. Et nous ne saurions mieux faire, pour apprécier ce procédé à sa juste valeur, que de rappeler l'observation XXII dans laquelle M. Curling rapporte l'extirpation d'un fibrome par la ligature progressive. On serrait d'un cran toutes les heures la ligature; l'opération dura 48 heures pendant lesquelles le malade souffrit beaucoup, ne dormit pas, se nourrit très difficilement et eut même de la fièvre.

Marc-Aurèle Séverin pratiquait la cautérisation au fer rouge.

Et nous restons aujourd'hui en présence de deux procédés :

l'excision à l'aide du bistouri ou de l'amygdalotome et l'ablation à l'anse galvanique.

L'excision au bistouri, déjà prônée par Paul d'Egine, ne se pratique plus aujourd'hui pour les tumeurs bénignes de l'amygdale que dans quelques cas particuliers dont l'observation XXV nous parait être le type, c'est-à-dire lorsqu'on est en présence d'un néoplasme volumineux et bridé par les piliers du voile.

Les amygdalotomes, très employés pendant un temps, le sont de moins en moins à mesure que l'électricité entre dans la pratique courante : ils cèdent, en effet, la place à l'anse galvanique, qui justifie fort bien la préférence.

Nous avons vu souvent, en effet, notre excellent maître, le docteur Moure, enlever des amygdales hypertrophiées à l'aide de ce procédé, pour ainsi dire sans une goutte de sang et sans hémorragie consécutive, même chez les adultes.

Le manuel opératoire est, à la fois, trop simple et trop connu pour qu'il soit nécessaire de l'exposer ici. Disons seulement qu'il vaut mieux ne pas porter l'anse galvanique au rouge blanc, mais bien au rouge sombre, afin que la section soit plus lente : c'est une garantie de plus contre les hémorragies, du reste assez rares, et qu'on arrête facilement au moyen de gargarismes très froids ou en faisant sucer au malade de petits morceaux de glace. Il faudra aussi avoir soin de choisir de gros fils, grâce auxquels on peut plus aisément engager la tumeur dans l'anse.

En somme, l'ablation à l'anse doit rallier tous les suffrages, aussi bien quand on veut n'enlever que la tumeur que lorsqu'on doit enlever toute l'amygdale.

Pour les kystes, on pourra les inciser et, après les avoir évacués, cautériser la cavité ou bien les enlever à l'aide de la pince de Ruault.

Pour les angiomes, l'électrolyse est de beaucoup préférable aux procédés sanglants.

La pharyngotomie n'est jamais de mise pour l'extirpation des tumeurs bénignes : elle est réservée aux cas de tumeurs malignes, en raison des adhérences que contractent ces dernières avec les tissus voisins.

OBSERVATIONS INÉDITES

Observation I

Recueillie par nous à la clinique de M. le Dr Moure.

Le 8 décembre dernier se présente à la clinique de M. le Dr Moure une femme de 50 ans, atteinte de laryngite aiguë.

Sa mère a 93 ans, elle est rhumatisante ; son père est mort de la pierre à 65 ans.

En 1891, elle a eu une attaque de rhumatisme articulaire aigu généralisé, avec retentissement sur l'endocarde. Elle a été en effet soignée pendant deux mois dans le service de clinique de M. le professeur Picot « en même temps, dit-elle, pour ses rhumatismes et une maladie de cœur ».

En examinant la gorge, on aperçoit, sur l'extrémité supérieure de l'amygdale gauche, une petite saillie rouge lie de vin, de la grosseur d'un grain de blé, qui offre tous les caractères de l'angiome ; on ne perçoit pas de battements à son niveau.

Les parties voisines, le pharynx, les piliers, etc., ne présentent aucune lésion du même genre. La malade n'a de nœvus en aucun point du corps ; il n'y en a jamais eu dans sa famille.

Elle ne peut donner aucun renseignement sur le début de cette petite tumeur, car elle n'en avait jamais été incommodée et ne soupçonnait même pas son existence.

L'examen du cœur, que nous avons pratiqué de concert avec M. Liaras, interne, ne nous a fait découvrir aucun souffle, mais il semble qu'il existe par moments un dédoublement du premier bruit et encore ce signe n'est-il pas très net. Cependant la malade dit avoir souvent les jambes enflées, elle accuse des palpitations, de la dyspnée d'effort.

L'existence des bruits anormaux du cœur a déjà été signalée par M. le professeur Arnozan chez une malade atteinte d'angiome du pharynx dont l'observation a été publiée par M. le Dr Lichtwitz.

La malade n'étant en aucune façon gênée par sa tumeur, il ne saurait être question d'intervention.

OBSERVATION II

Recueillie par nous à la clinique de M. le Dr BEAUSOLEIL.

Fibro-chondrome diffus de l'amygdale droite.

Mlle D..., 19 ans, très développée, rien du type adénoïdien à première vue.

Père bien portant, mère morte de fièvre typhoïde, frère bien portant.

A 7 ans, elle a eu une fluxion de poitrine. A eu, il y a deux ans, la fièvre typhoïde. Il y a quatre ans, a eu un abcès du pharynx : on le lui ouvrit et on lui proposa l'ablation d'une amygdale qui était augmentée de volume.

Son père s'était, dit-elle, aperçu depuis longtemps que l'amygdale droite était grosse. A 12 ans, elle est restée sourde pendant un mois.

Depuis quelque temps, elle éprouvait des picotements dans la gorge, des envies de tousser et de cracher; n'a jamais eu d'enrouements subits de la voix, ni nausées, ni vomissements, ni de troubles de la déglutition. Pas de troubles de la respiration. Cependant, il y a un mois, pendant la nuit, elle a eu un accès de suffocation assez intense : elle s'étouffait et ne pouvait parler. Le lendemain, elle se décida à venir à la clinique.

A l'examen rhinoscopique antérieur, on aperçoit dans le fond des végétations adénoïdes qui, au doigt, semblent très grosses. Voûte palatine très ogivale. Tissu adénoïde à la base de la langue. Dents très mauvaises.

Rien au pharynx. La loge amygdalienne du côté droit est beaucoup plus marquée que la gauche, le pilier antérieur droit remonte beaucoup plus haut du côté du voile que le gauche. Loge amygdalienne gauche normale.

Sur l'amygdale droite, on constate l'existence d'une tumeur blanchâtre, d'aspect lisse, dure au toucher, à contours très réguliers, de forme ovalaire et aplatie, pouvant être comparée à une large et grosse fève de 1 centimètre de hauteur, 2 centimètres et demi de long. sur 6 à 7 millimètres d'épaisseur, insérée par une de ses extrémités en arrière et en haut du pilier antérieur. Lorsque la malade ouvre la bouche, la tumeur se tient droite et rigide et son extrémité libre regarde directement le côté gauche. La tumeur ne présente pas de vascularisation à sa surface et n'est nullement adhérente aux piliers.

Au-dessus de la tumeur principale, on voit un petit bourgeon bilobé, du volume d'un gros pois, adhérent à la tumeur et à l'amygdale. La partie inférieure de l'amygdale semble atrophiée et ne présente rien de particulier.

On ne constate pas d'engorgement ganglionnaire.

La tumeur est enlevée à l'anse galvanique sans écoulement de sang. Quelques jours après, nous revoyons la malade : la plaie est cicatrisée.

L'examen microscopique que nous avons pratiqué avec M. le Dr Carrière, le distingué chef de clinique de M. le professeur Pitres, a donné les résultats suivants :

Les coupes ont été colorées les unes par l'hématéine et l'alcool picriqué, les autres par la cochenille alunée et l'éosine. Sur ces coupes, on constate que la structure de l'amygdale a subi des modifications assez profondes. On trouve de larges travées de tissu fibreux qui s'épanouissent à la périphérie, constituant au-dessous de l'épithélium pavimenteux stratifié que l'on y rencontre une couche assez épaisse. Ce tissu fibreux, constitué par des cellules conjonctives adultes, renferme des vaisseaux sanguins présentant leur structure normale et des sortes de cavités anfractueuses, de volume variable, sans paroi propre, mais qui renferment encore pour la plupart des leucocytes mono ou polynucléés en petit nombre, du reste. En dehors de ces travées, la structure de l'amygdale est normale ; le tissu adénoïde y présente ses caractères normaux ; il n'y a pas dans la majeure partie des points, d'épaississement des trabécules fines qui constituent ses mailles. On trouve, au centre de la préparation, en un point qui correspond à peu près à la base d'implantation qui a été sectionnée, des îlots qui, par leur coloration et leur structure, se distinguent d'une façon évidente des parties environnantes. A ce niveau, on constate que la coloration de la coupe est plus pâle sur les préparations traitées par l'hématéine et l'alcool picriqué que sur celles traitées par la cochenille alunée et l'éosine : celles-ci sont uniformément colorées en rose. Sur ces dernières préparations surtout, on constate qu'à ce niveau, il existe un substratum homogène, non granuleux, présentant tout à fait l'aspect du cartilage hyalin coloré par ce procédé. On trouve, au milieu de cette substance, un assez grand nombre de cellules dont le noyau présente tantôt une forme ovoïde, tantôt et le plus souvent une forme irrégulière (triangulaire, pyramidale, ramifiée). Ces noyaux sont tous énergiquement colorés par les réactifs nucléaires (cochenille, hématéine). Le protoplasme qui les entoure est extrêmement peu abondant, mais il existe à leur pourtour une zone claire, transparente, non colorée, assez régulièrement arrondie, formant une véritable capsule autour de ces noyaux et, en nous basant sur tous ces caractères, nous sommes en droit d'affirmer qu'il s'agit là de chondroplastes adultes. Dans ces îlots, on ne trouve pas de vaisseaux. La forme de ces nodules est irrégulière et leur contour diffu. Le tissu fibreux semble se continuer directement avec ces nodules et n'est pas repoussé excentriquement comme dans l'observation suivante. Nous nous trouvons donc en présence d'un chondrome diffus et, étant donnés les rapports intimes qui unissent le tissu fibreux et le tissu cartilagineux, il s'agit d'un fibro-chondrome de l'amygdale.

OBSERVATION III

Recueillie par nous à la clinique de M. le Dr BEAUSOLEIL.

Fibro-chondrome de l'amygdale droite.

Une jeune fille, domestique, se présente à la clinique se plaignant de difficulté de la déglutition. Pas d'autres symptômes. A l'examen

de la gorge, on constate une hypertrophie de l'amygdale droite que
M. Beausoleil enlève à l'anse galvanique, sans aucune difficulté et
sans hémorrhagie.

La tumeur est lisse, de couleur rosée, ovalaire, de la grosseur d'un
petit marron, de consistance ferme, et en examinant la surface où
a porté la section, on est frappé de constater l'existence d'un noyau
du diamètre d'un pois environ qui se détache sur le reste de l'amygdale. Ce noyau est de couleur blanc nacré, il est très dur au toucher.
L'examen microscopique que nous avons pratiqué avec M. le D\u1d63 Carrière, nous a fourni les renseignements suivants :

L'amygdale examinée présente dans la majeure partie de son
étendue sa structure normale. On constate cependant que la quantité
de tissu conjonctif que l'on y rencontre est plus considérable qu'à
l'état normal. Ce tissu conjonctif se dessine surtout d'une façon très
apparente dans les préparations colorées par l'hématéine, alcool picriqué. C'est un tissu conjonctif adulte renfermant cependant de ci de
là des cellules conjonctives jeunes à noyau énergiquement coloré. On
y distingue aussi des traînées de cellules lymphatiques se réunissant parfois en amas, véritables îlots irrégulièrement disséminés au
milieu de ce tissu fibreux. Ce tissu conjonctif présente aussi des
cavités lacunaires irrégulières qui, pour la plupart, ne renferment
rien ou ne renferment que quelques cellules lymphatiques. Dans ce
dernier cas, il semble que ces cavités soient des restes d'aréoles lymphatiques dont les cellules auraient desquamé, soit sous l'influence
des manipulations techniques, soit sous l'influence de dégénérescen-
ces dont il est impossible, du reste, de retrouver les traces. Cette
sclérose est surtout très prononcée au fur et à mesure que l'on se
rapproche du centre de l'amygdale. Dans cette région, le tissu de
sclérose est uniformément constitué par des cellules conjonctives
adultes et par des fibres élastiques, ainsi qu'on peut s'en convaincre
dans les préparations traitées par l'orcéine acide. C'est dans cette
région centrale que l'on observe aussi des îlots tantôt régulièrement
arrondis, tantôt à contours irréguliers, dont la coloration est, par
places, plus pâle que celle des parties voisines.

Si on examine à un plus fort grossissement ces nodules, on constate qu'ils sont constitués par un substratum amorphe, translucide

au milieu duquel se trouvent réparties des cellules dont la constitution est la suivante : un noyau de forme irrégulière, tantôt arrondie, tantôt triangulaire ou étoilée, entouré d'une couche protoplasmique peu appréciable et d'une capsule d'enveloppe dont les contours sont extrêmement bien dessinés. Quelques-unes de ces cellules sont en voie de karyokinèse manifeste : elles renferment, dans ce cas, deux noyaux. Ce sont là, évidemment, des cellules cartilagineuses et les nodules, en présence desquels nous nous trouvons, sont des nodules de tissu cartilagineux en voie de prolifération active (Karyokinèse). Les rapports de ces nodules, avec les parties avoisinantes, sont les suivants : Le tissu conjonctif de voisinage est repoussé excentriquement et forme des lamelles aplaties qui constituent une couronne assez nette au pourtour de ces nodules. Dans certains nodules, on observe quelques foyers de désintégration cellulaire, en général arrondis, et au milieu desquels on ne retrouve pas les cellules cartilagineuses caractéristiques du voisinage. Dans certaines coupes, les nodules cartilagineux se fusionnent les uns avec les autres et constituent, à eux seuls, de véritables travées, qui sont séparées du tissu adénoïde de voisinage par des bandes de tissu conjonctif adulte.

En résumé, de l'ensemble de ces caractères, nous croyons pouvoir conclure, que nous nous trouvons en présence d'un chondrome de l'amygdale. Quant au tissu conjonctif si abondant, que nous avons signalé, il est difficile de savoir s'il est dû simplement à une inflammation produite au voisinage de la tumeur, par le fait même de la tumeur, ou s'il s'agit d'un fibro-chondrome pur.

OBSERVATION IV

Communiquée par M. le Dr Luc (de Paris), le 29 novembre 1896.

Angiome de l'amygdale gauche.

Homme de 55 ans, pas syphilitique. Début, il y a environ un an, simple gêne, pas de douleur.

Amygdale gauche double de l'autre, teinte lie de vin, pas de pulsations, recouverte de fongosités plates.

J'enlevai plusieurs gros morceaux avec la pince écrasante de Ruault. Hémorragie modérée, qui s'arrêta à la longue par des gargarismes froids.

Voici le résultat de l'examen histologique des fragments enlevés, pratiqué par M. le Dr Gombault :

Les fragments de la tumeur m'ont montré sur toutes les coupes une structure identique. Il s'agit de dilatation probablement avec néoformation des vaisseaux sanguins, en un mot, d'un angiome sanguin. On trouve sous l'épithélium pavimenteux stratifié qui n'est pas végétant, une masse relativement considérable formée par du tissu conjonctif adulte pauvre en cellules. Ce tissu est disposé sous forme de travées qui circonscrivent des orifices remplis, pour la plupart, de sang bien conservé. Entre le sang et la paroi, un endothélium très net. Par places, quelques amas glandulaires et quelques faisceaux musculaires envahissent le derme muqueux et à ce niveau la couche épithéliale est de très faible épaisseur.

OBSERVATION V

Communiquée par M. le Dr COUPARD (de Paris).

Adénome kystique de l'amygdale droite.

1886. Pierre X..., âgé de 3 ans, n'a jamais eu de sérieuses indispositions, tout au plus, vers l'âge de 6 mois une légère bronchite, a toujours été très fort pour son âge, sa dentition a commencé assez tard et n'a jamais été très douloureuse. Dans le commencement de décembre il eut, une nuit, une toux croupale qui effraya beaucoup ses parents ; son père lui examina la gorge et constata sur l'amygdale droite l'existence d'une masse blanchâtre ; les médecins consultés pensèrent que la toux pouvait provenir de la position de cette masse que l'on appela kyste, tombant dans l'arrière-gorge, pendant le sommeil de l'enfant couché sur le dos.

L'enfant fut examiné par M. le Dr Coupard. La tumeur, de un cent. et demi de hauteur, sur un cent. de diamètre transversal, était située à la partie supérieure de l'amygdale droite. Son pédicule était recouvert par le pilier antérieur. Saisie avec l'anse froide d'un polypotome, la tumeur fut sectionnée avec de longs ciseaux recourbés. A peine quelques gouttes de sang. Gargarismes au borate de soude, aliments froids pendant trois jours, pas de gène de la déglutition. L'enfant retourne en classe le quatrième jour après l'opération Depuis, la tumeur n'a pas reparu.

L'examen microscopique fut pratiqué par M. Chopard, qui paraissait appelé au plus brillant avenir, et qui est mort, depuis, pendant son internat :

La tumeur est constituée par une cavité qui en occupe les deux tiers et par une paroi, dans laquelle on retrouve du tissu conjonctif. Sur une coupe, on voit une cavité anfractueuse et présentant par places des culs-de-sac profonds invaginés dans la paroi. Ces culs-de-sac eux-mêmes présentent des invaginations secondaires. Sur le reste de la surface cavitaire, quelques autres invaginations plus rudimentaires. La cavité est vide. Il existe seulement, en deux ou trois endroits, une sorte de substance jaunâtre, finement granuleuse et à laquelle il est impossible de donner une structure bien définie. On a évidemment affaire là à un reste de produits de sécrétion. La cavité est limitée par une couche d'épithélium cylindrique avec quelques cellules caliciformes par places. Cet épithélium est supporté par une couche de tissu fibreux continu.

On a, en somme, affaire à un cul-de-sac glandulaire hypertrophié, avec quelques débris de produits de sécrétion permettant de supposer leur rétention, d'où formation d'une cavité kystique. En tout cas, on ne trouve nulle part, de nouvelle formation de cellules épithéliales, ni de nodules embryonnaires permettant de croire à une tumeur maligne.

En dehors de cette glande hypertrophiée est du tissu adénoïde au milieu duquel de nombreux vaisseaux veineux sont gorgés de sang, ce qui tient probablement au procédé d'ablation de la tumeur (ligature).

Le tout est recouvert par un épithélium pavimenteux stratifié, présentant par places une couche cornée et nulle part de glandes, ce qui permet de dire que nous sommes en présence d'une tumeur faisant saillie dans une cavité naturelle.

Enfin, il existe en un point limité, tout à fait au pourtour de la tumeur, en dedans de la couche cornée, un petit nodule embryonnaire correspondant à une perte de substance à ce niveau, ce qui fait dire qu'on a affaire à un nodule embryonnaire de réparation.

La tumeur est, en somme, un adénome kystique, qui n'a aucune espèce de malignité, ni tendance à récidiver.

OBSERVATION VI

CARTAZ (1)

Fibrome de l'amygdale.

Homme de 30 ans, venu à Paris depuis trois mois, pour être cocher. Il éprouve depuis cette époque des troubles marqués de la déglutition, gêne plutôt que douleur. A certains moments, la voix semble nasonnée et en produisant un effort comme pour cracher il « sent remonter (ce sont ses expressions) une boule » et se dégage la gorge.

Depuis plusieurs années, il avait un peu de gêne pour avaler. Ce trouble est allé s'accentuant et il a notablement empiré depuis trois mois. Le malade l'attribue à l'inspiration de l'air froid pendant qu'il est sur le siège de sa voiture.

L'inspection de l'arrière-gorge révèle de suite la cause de ces troubles. Il existe pendue à l'amygdale à la partie inférieure et à une partie du pilier postérieur, par une sorte de pédicule d'un centimètre de long et de l'épaisseur d'un demi-centimètre, une tumeur ovoïde, du volume d'une noix, colorée comme l'amygdale, assez lisse et dure. Cette tumeur retombe facilement en arrière et provoque ces troubles de la déglutition. Aucune lésion du pharynx, du larynx ou du nez. L'ablation fut faite avec l'anse galvanique.

La tumeur examinée était un fibro-adénome avec prédominance du tissu fibreux.

---

(1) Communiquée le 29 novembre 1896, par M. le Dr Cartaz (de Paris), qui n'a relevé que ce cas de tumeur bénigne dans ses notes des trois dernières années.

Polypes de l'amygdale.

Au moment où nous nous préparions à livrer notre travail à l'impression, nous avons reçu de M. Fayolle, interne à Lyon, une très intéressante lettre, nous faisant part de deux observations inédites qu'il a recueillies dans le service de M. le Dr Garel, et qu'il se disposait à faire paraître dans un journal médical. Il a bien voulu nous donner la préférence, nous ne saurions trop l'en remercier et nous sommes heureux de reproduire *in extenso* sa communication :

« Les tumeurs bénignes de l'amygdale sont peu fréquentes, c'est ce qui m'a engagé à publier les cas suivants de polypes pédiculés de l'amygdale, que j'ai observés dans le service de M. le Dr Garel :

OBSERVATION VII

Fayolle (février 1896).

Polype de l'amygdale.

Il s'agissait d'un homme de 40 ans. Cl. M..., marchand ambulant, porteur, depuis 15 ans, d'un eczéma généralisé ; a eu, à 33 ans, un chancre syphilitique avec accidents secondaires légers. Rien du côté de la bouche, ni des amygdales. Le début de son affection actuelle remonte à trois mois environ. Antérieurement, jamais de troubles du côté de la phonation, ni de la déglutition ; peu à peu, sensation de gène et de chatouillement dans le fond de la gorge, qui augmenta progressivement.

Pas de douleur pendant la déglutition ni en dehors, jamais de trouble de la respiration ni de la phonation. Il y a trois jours, en examinant sa bouche, il constata la présence d'une tumeur mobile au fond du pharynx.

Il se présente à la consultation gratuite de l'Hôpital Saint-Pothin, et à l'examen direct avec l'abaisse-langue on a constaté la présence d'une tumeur pédiculée, du volume d'une noisette, implantée sur le bord inférieur de l'amygdale gauche.

Cette tumeur est rougeâtre, très mobile, de consistance assez ferme, et suit les mouvements de la langue, sur laquelle elle repose.

Sur le pilier antérieur, on constate également la présence d'un petit papillome pédiculé du volume d'un grain de millet.

On fait à l'anse chaude, l'ablation successive des deux tumeurs polypeuses, cette opération n'est suivie d'aucune hémorragie ni complication quelconque. La sensation de gêne a disparu.

L'étude des polypes de l'amygdale est de date récente; la plus ancienne observation est due à Julia (1863); avec celle de Bourdon (1872), on a pour la première fois un examen histologique de la tumeur, puis viennent les faits de Frühwald (1879), de Frœlich (1880), de Delavan (1882), enfin ceux de Masse (1885), de Lannois (*Lyon méd.*), de Rivière (*An. des mal. de l'oreille*, 1880).

En 1891, Lejars reprend le même sujet, il l'enrichit de quatre observations inédites dont deux personnelles.

Dans la thèse de Bouilloud (de Lyon, 1893), nous trouvons cinq nouveaux cas dont deux ont été communiqués par M. Gouguenheim et trois cas appartenant à M. Garel.

Comme étiologie, c'est de 20 à 45 ans que se rencontre ordinairement le polype de l'amygdale. Le plus souvent chez l'homme, car l'alcool et le tabac créent des conditions favorables par l'irritation qu'ils produisent.

Le plus souvent les polypes de l'amygdale ne se manifestent que par des symptômes peu accentués; habituellement c'est uniquement une sensation de gêne spéciale, comme dans l'observation précédente, parfois la tumeur se dérobe aux investigations lorsqu'elle prend en arrière de la langue et n'apparaît que par un mouvement d'expuition ou par une secousse de toux; ce n'est pas le cas ici.

On a cité, comme symptômes exceptionnels, une dysphagie assez marquée produite par une sorte de déglutition de la tumeur, ou des accès de suffocation, la longueur du pédicule permettant au polype d'aller obturer la glotte.

Au point de vue anatomo-pathologique, on peut, avec Bouilloud, diviser les polypes de l'amygdale en deux variétés.

Les premiers variant du volume d'une noisette à celui d'une noix, à surface lisse, humide et rosée, avec l'aspect gélatineux pseudo-transparent des polypes du nez, à pédicule dur et résistant, de un à trois centimètres de longueur, constitués histologiquement par un stroma fibreux, myxomateux par places, avec dilatations vasculaires et lacunes plus ou moins nettes.

Les seconds, plus petits, à pédicules courts, à surface moins régulière, framboisée, d'une coloration se rapprochant de celle de l'amygdale et présentant dans leur structure, du tissu lymphoïde véritable, analogue à celui de l'amygdale.

Pour le polype de notre malade, l'examen histologique en a été fait, et, au point de vue microscopique et macroscopique il rentre dans la première catégorie des deux variétés que distingue Bouilloud.

OBSERVATION VIII

FAYOLLE (mars 1896).

Polype de l'amygdale.

Mme X..., 29 ans, a été observée par M. le Dr Garel et se présente pour une affection buccale, caractérisée par une gêne spéciale dans la déglutition, peu marquée du reste. Le début de ce caractère symptomatique ne peut être précisée d'une façon exacte par la malade, mais en tout cas est de date récente.

A l'examen direct de la gorge, on constate la présence d'un petit polype pédiculé implanté sur le milieu de l'amygdale. Cette tumeur, un peu allongée transversalement, a le volume d'une graine de courge, sa consistance est assez ferme. Immédiatement après l'ablation à l'anse galvanique, toute gêne a disparu. M. Garel n'a pas revu la malade.

L'examen histologique n'a pas encore été fait.

OBSERVATIONS IX, X, XI, XII

BARATOUX (de Paris).

M. le Dr Baratoux (de Paris) a bien voulu relever pour nous les observations de 16,417 malades, nous écrit :

« Je trouve *deux cas de polypes. de l'amygdale* dont j'ai fait l'examen histologique.

M. Latteux m'en a fait le dessin. J'ai reconnu qu'il s'agissait de deux fibromes. De ces deux cas, l'un est analogue (et venu à la suite d'un corps étranger) à l'observation des Drs Bourdon et Thaon (Société anatomique, 1872).

Traitement : Ablation à l'anse galvanique.

Le deuxième cas, moins important, est un cas observé chez un tuberculeux (tuberculose pulmonaire). Rien à l'amygdale au point de vue tuberculeux. Je dois avoir la préparation qui remonte à 1887. L'amygdale offrait plusieurs nodules ou lobes bien séparés.

A l'examen histologique : tissu fibreux avec papilles développées et muqueuse très épaissie. Cas ordinaire. Enlevé à l'amygdalotome.

Un cas d'angiome, chez une jeune fille ayant nævus de la face, du nez, de la fosse nasale, de la voûte palatine, de la joue, de la lèvre, c'est-à-dire exactement limité à la moitié gauche, ne dépassant pas la ligne médiane.

Traitement : électrolyse.

Un cas de kyste chez un adulte (homme), qui avait déjà été vu par un confrère de Lyon et opéré, le Dr Garel, je crois.

J'ai vu ce malade cette année.

Amygdale gauche : Kyste de la grosseur d'une noisette, enlevé au couteau galvanique ».

OBSERVATION XIII

Nous devons les deux observations suivantes à l'obligeance de M. le Dr Ménière (de Paris), qui n'a relevé que ces deux cas sur plus de 2,500 malades.

Fillette de 11 ans, vue en 1879. Hypertrophie moyenne des deux amygdales.

Amygdale droite présentant à sa partie antéro-postérieure une petite tumeur d'aspect lisse et de la grosseur d'un noyau de cerise. La sensation au toucher est celle d'un noyau dur. J'enlevai les deux amygdales. L'examen histologique ne fut pas fait.

Observation XIV

1884

Jeune garçon de 15 ans, ayant une hypertrophie de l'amygdale droite. A la partie antéro-inférieure, se trouvait un petit néoplasme de la grosseur d'une petite noisette ; un pédicule court et assez large le maintenait à l'amygdale. J'en fis l'ablation avec un serre-nœud. Puis j'employai le Paquelin pour réduire l'hypertrophie amygdalienne.

L'examen histologique démontra qu'il s'agissait d'un néoplasme fibreux.

Observations XV, XVI

M. Massei, professeur à l'Université de Naples, a bien voulu nous écrire ce qui suit :

Plusieurs fois, et à des reprises différentes, mes aides ont publié des cas de tumeurs malignes des amygdales ; mais, dans un recueil de 13,271 malades (de nez et de gorge) que j'ai vus à l'ambulatoire de l'hôpital clinique de Naples, je ne trouve enregistrés que 3 cas :

a) *Un papillome;*

b) *Un fibrome de l'amygdale gauche* qui montait en haut et poussait en avant le voile ;

c) Un papillome de la fosse sus-amygdalienne.

Aussi dois-je conclure que les polypes de l'amygdale sont très rares.

OBSERVATIONS XVII, XVIII, XIX

. M. Cozzolino (de Naples) nous dit :

J'ai fait trois observations, avec relative opération, de tumeurs bénignes de l'amygdale, c'est-à-dire :

2 fibromes,

1 myxome,

toutes les trois à peu près de la grandeur d'une petite fève. Les trois malades ne s'étaient aperçus aucunement de ces néoplasmes, ceux-ci ne causant aucun trouble subjectif. Ils étaient souffrants, deux de l'oreille et un du nez.

Ces trois observations sont les seules qui soient tombées sous mes yeux en vingt années de pratique civile et quinze dans l'hôpital clinique de l'Université de Naples.

OBSERVATION XX

Et M. Schmiegelow (de Copenhague) :

J'ai, plusieurs fois, trouvé de petits papillomes sur les tonsilles, parfois pédiculés. Ils n'ont jamais été la cause d'aucun symptôme désagréable et ils ont été découverts accidentellement quand les personnes qui les portaient m'ont consulté pour quelque autre maladie.

OBSERVATIONS DÉJA PUBLIÉES

OBSERVATION XXI

DUCHAUSSOY (*Bull. Soc. anat.*, Paris, 1853).

Fibrome de l'amygdale.

Cette tumeur dure, bosselée, du volume d'une noix, était adhérente au pilier antérieur du côté gauche. Depuis deux ans, le malade était sourd d'un côté, avalait avec difficulté et éprouvait depuis le mois de février des douleurs lancinantes; on le cautérisa à plusieurs reprises.

M. Roux avait diagnostiqué un cancer de l'amygdale et se disposait à l'enlever lorsque le malade est mort.

A l'autopsie, on trouva, outre la tumeur amygdalienne, quelques petites tumeurs isolées sur l'épiglotte et une petite tumeur dure à l'orifice pharyngien de la trompe d'Eustache.

La tumeur amygdalienne, examinée par M. Leudet, était formée de tissu fibro-plastique.

OBSERVATION XXII

CURLING (*The Lancet*, 1858, vol. I, p. 137).

Grosse tumeur fibreuse de l'amygdale empêchant la déglutition, enlevée par la ligature.

Le diagnostic fut d'abord hésitant par suite de l'âge du malade, de son aspect général et de l'engorgement ganglionnaire. Mais le développement de la tumeur était lent, sa consis-

tance ferme ; non douloureuse. De plus, l'engorgement ganglionnaire, étant bilatéral, devait provenir non de la tumeur,
mais de l'irritation de la gorge. Comme elle gênait la déglutition et qu'elle aurait pu arriver à gêner aussi la respiration, je
crus l'intervention nécessaire :

Samuel S..., 51 ans, d'apparence maladive, a souffert de l'asthme
provenant de l'inhalation de la farine. Il parle comme s'il avait « des
prunes dans la bouche ».

Difficulté de la déglutition. Ganglions des angles du maxillaire, de
la grosseur d'un œuf de pigeon à droite, d'une noisette à gauche. Il
s'est aperçu d'une gêne de la déglutition, il y a douze mois environ.
La tumeur obstruait presque le pharynx dans lequel elle plongeait
sans qu'on pût saisir avec l'index sa limite inférieure. Consistance
ferme. On agrandit la fente de la bouche d'environ un pouce et demi
et on passa une ligature autour de la base de la tumeur. On serra
progressivement cette ligature toutes les heures. Il fallut 48 heures
avant que la base de la tumeur fût complètement incisée. Le malade
fut pendant ce temps très gêné pour avaler, pour respirer. Il eut
même de la fièvre et il souffrit beaucoup.

Toute la tumeur n'ayant pas été enlevée par la ligature, M. Curling acheva au bistouri et le malade guérit,

L'examen microscopique pratiqué par M. Clark, démontra qu'il
s'agissait d'un fibrome.

OBSERVATION XXIII

JULIA (*Gazette des hôpitaux*, Paris, 1863).

Polype fibreux de l'amygdale.

M. Julia rapporte le cas d'un malade chez qui on constata, à l'occasion d'un mal de gorge, l'existence d'un polype fibreux de l'amygdale gauche.

Ce polype, de la grosseur d'une « énorme noix » était rattaché à
l'amygdale par un pédicule blanchâtre, d'un travers de doigt et demi

de long et de la grosseur d'une plume d'oie. La tumeur n'apparaissait qu'à la faveur des mouvements de la toux.

Jusqu'à ce moment la malade n'avait « jamais rien éprouvé ».

Il s'agissait d'une tumeur fibreuse.

OBSERVATION XXIV

LARONDELLE (*Ac. Roy. méd. Bel.*, Bruxelles, 1870).

Fibro-lipome de l'amygdale (1).

Il s'agit d'une tumeur développée sur l'amygdale gauche d'un homme de 28 ans. La tumeur a acquis le diamètre d'un pouce environ en 6 mois. Elle est pédiculée et provoque de la gêne de la déglutition et un peu de dyspnée.

La tumeur est enlevée et l'examen histologique démontre qu'elle est formée de tissu fibreux et de tissu graisseux.

OBSERVATION XXV

BOURDON (*Bull. Soc. anat.*, juin 1872, p. 317).

Fibrome de l'amygdale.

H..., 41 ans, s'enfonça, il y a 25 ans, dans la gorge, un tube de verre dont la pointe se cassa ; pendant longtemps, douleur vague dans le pharynx. Il y a cinq ans, sa voix devenait nasillarde ; ronflement et suffocation nocturnes. Amygdale droite grosse comme un œuf de poule plongeant dans le pharynx jusqu'à la base de l'épiglotte et obstruant presque complètement l'isthme du gosier. Tumeur lisse, irrégulière, élastique, dure, paraissant fluctuante en certains points, immobile, mais on peut la soulever avec le doigt qui s'insinue derrière elle. Indolore, pas de ganglions. Le malade avale sans difficulté ; lorsqu'il mange très vite, quelques parcelles d'ali-

____

(1) Rapporté par Bosworth dans son Treatise ou diseases of the nose and throat, vol. 2.

ments reviennent par le nez. La tumeur n'a jamais saigné. Pas de trouble de la respiration, voix nasillarde, respiration libre par les deux narines. Etat général excellent.

Verneuil énuclée la tumeur après avoir incisé le pilier antérieur. La tumeur est contenue dans une coque fibreuse analogue à la tunique albuginée du testicule, quelques bosselures, les unes jaunâtres constituées par des portions de tissu de la tumeur, les autres bleuâtres formées par des kystes. A la coupe, partie centrale formée de tissu amygdalien avec nombreux kystes, partie périphérique très dure et d'aspect fibreux avec quelques kystes. Au microscope, matière fibreuse riche en substance muqueuse et en vaisseaux.

Observation XXVI

Frühwald (*Wiener med. Woch.*, 1879).

Polype lymphadénique de l'amygdale.

Sous ce titre, Fruhwald publie un cas d'hypertrophie polypoïde de l'amygdale, chez un homme de 43 ans. Fréquents maux de gorge. Coryzas répétés, sécheresse permanente de la bouche. Il y a dix ans, au cours d'une angine, excroissance sur l'amygdale gauche. Depuis lors, s'il se couche ou se tourne sur le côté gauche, il éprouve un chatouillement dans la gorge. Depuis un an, il survient la nuit du ronflement et des accès de suffocation.

Double hypertrophie amygdalienne plus forte à droite; à l'extrémité supérieure de l'amygdale droite, polype du volume d'une amande (2 cent. de long sur 1 cent. de larg.), rattaché par un pédicule de 4 millim. de large sur 6 mill. de long. Ablation.

Examen histologique : Caractères de l'hypertrophie amygdalienne ordinaire.

Observation XXVII

Frœlich (Gött., 1880).

Polype lymphadénique de l'amygdale, etc.

Homme, 40 ans. Depuis plusieurs années, difficulté de la déglutition. Les amygdales sont toutes deux assez grosses. Sur celle de droite existe une tumeur arrondie, du volume d'un pois, rattachée par un pédicule fort net, court et mince à la partie médiane de la glande. De consistance molle, mobile, indolore, de même couleur que l'amygdale, finement mamelonnée à sa surface comme un chou-fleur.

Examen histologique : Néoformation circonscrite de tissu adénoïde (réticulaire, cytogène) : polype lymphadénique.

OBSERVATION XXVIII

DELAVAN (*Med. Rec. N.-Y.*, 1882).

Fibrome de l'amygdale.

M. Delavan parle d'un fibrome qu'il a enlevé à un jeune homme de 23 ans, arrivé à la troisième période de la tuberculose.

En voulant examiner le larynx atteint d'ulcérations, on aperçut à la partie inférieure de l'amygdale gauche une tumeur de 3/8 de pouce de long, attachée à l'amygdale par un pédicule très distinct. Le malade n'avait jamais été gêné par cette tumeur.

La surface de la tumeur est lisse, polie, de couleur rose clair, et contraste avec la muqueuse dont les parties voisines sont conges-tionnées : les cryptes sont remplies de sécrétions jaunâtres.

A l'examen microscopique, on constata que la tumeur était recou-verte par la muqueuse buccale.

A la périphérie, on voyait des cellules jeunes, puis du tissu fibreux, avec des vaisseaux à la surface.

Il s'agissait d'un fibrome dont le développement avait été proba-blement très rapide.

En terminant, M. Delavan cite l'observation de Wagner qui enleva une tumeur du même genre d'un pouce de long et de trois pouces de large sur un quart de pouce d'épaisseur remplis-sant presque le pharynx d'un côté. Cette tumeur devait être congénitale, bien que n'ayant produit de troubles que deux semaines avant l'opération.

Observation XXIX

Masse, professeur à la Faculté de médecine de Bordeaux (*Bull. et Mém. Soc. chir. de Paris*, 1885, XI, p. 927)

Polype fibro-muqueux de l'amygdale gauche. — Ablation. — Guérison.

Le polype dont il s'agit, s'insérait sur l'amygdale gauche à l'union du tiers inférieur avec les deux tiers supérieurs de cette glande; son pédicule était rétréci, pas plus gros qu'une plume d'oie, sa longueur était d'environ trois centimètres; il présentait sur son étendue trois renflements successifs du volume d'un grain de groseille.

Ce polype était mobile; il se portait tantôt en avant vers la pointe de la langue, quand le malade crachait avec force, tantôt en arrière vers l'épiglotte dans les fortes inspirations.

Le malade se sentait souvent des envies irrésistibles de tousser et de cracher; il avait parfois des enrouements subits de la voix qui disparaissaient très vite.

Le polype descendait jusqu'au voisinage de l'épiglotte, il chatouillait sans doute les replis aryténo-épiglottiques et s'il eût grossi il eût pu oblitérer le larynx en faisant bouchon ou soupape sur le vestibule de la glotte.

Appelé pour une angine légère auprès du malade, je fus étonné de voir à l'examen de la gorge ce polype qui oscillait comme un véritable battant de cloche. Mon malade me raconta qu'il était sujet à des indispositions de ce genre, mais il ne savait en aucune façon qu'il avait une tumeur quelconque dans la bouche.

Le polype était rouge et d'un tissu mou, en tout comparable, pour la consistance, à la muqueuse pharyngienne; en l'explorant avec le doigt, on pouvait voir qu'il était résistant et bien implanté; il n'avait aucune tendance à saigner et à se déchirer.

Ayant fait largement ouvrir la bouche à mon malade, je pus sectionner d'un seul coup, avec des ciseaux-pinces à luette, le pédicule de mon polype et l'amener au dehors.

L'examen microscopique a été fait dans le laboratoire de mon collègue et ami, le professeur Coyne. La tumeur que nous avons examinée ensemble était bien un polype fibreux ; elle était recouverte d'une muqueuse dermo-papillaire, elle avait une charpente de tissu conjonctif avec un réseau assez abondant de vaisseaux : il y avait, au centre de la tumeur, une certaine quantité de graisse infiltrée dans les mailles du tissu conjonctif ; mais, nulle part, on ne voyait de cavité kystique, rien qui pût rappeler le tissu propre de l'amygdale. La tumeur que j'avais sous les yeux n'était donc pas un fibrome proprement dit de l'amygdale, elle n'avait pas été formée par la charpente connective de cet organe ; on ne pouvait attribuer son origine ni à la tunique adventice des vaisseaux, ni au tissu réticulé des follicules, ni aux glandes acineuses de la région. Le polype fibreux que j'ai observé, était certainement dû à une hypertrophie ou plutôt à une hyperplasié du chorion muqueux de l'amygdale.

Il s'agissait d'une tumeur essentiellement bénigne, pour laquelle on n'avait pas à craindre de récidive.

Le pédicule sectionné a fort peu donné de sang et la cicatrisation a été des plus rapides. Le malade se porte admirablement, et on ne voit même plus de trace de cicatrice au niveau du point d'implantation de la tumeur.

OBSERVATION XXX

Lannois *(Lyon méd.*, 1888).

Polype pédiculé de l'amygdale.

Homme de 25 à 30 ans, neurasthénique, se plaint d'une forte gêne dans la gorge.

Au premier examen, on constate seulement un gonflement de l'amygdale droite. Après un effort d'expuition, un corps arrondi et allongé, gros comme le pouce, venait se placer sur la langue. On constatait qu'il s'agissait d'un polype relié au centre de l'amygdale par un pédicule gros comme une plume d'oie et ayant 5 à 6 millimètres de longueur. Par la déglutition, le polype glissait entre la base de la langue et l'épiglotte, où il disparaissait. Il se disposait alors transversalement, touchait les piliers du côté opposé et obstruait presque complètement l'isthme pharyngé.

La déglutition était très gênée, et le malade faisait de fréquents efforts pour se débarrasser de l'obstacle. Douleurs très fréquentes derrière la branche montante du maxillaire, dans l'articulation de la mâchoire et parfois aussi dans l'oreille droite. Il faisait remonter le début de son affection à 5 ou 6 ans.

Tumeur indolore, de consistance très dure, ligneuse.

Le polype, enlevé d'un coup de ciseaux, avait environ deux centim. et demi de long et au moins un centimètre de diamètre. Forme ovale allongée, légèrement aplatie dans le sens antéro-postérieur. Couleur d'un blanc rosé, sauf à la partie postérieure au niveau du point aplati où l'on voyait des veinules disposées sous forme d'étoile. Sa consistance était très ferme.

Examen microscopique : Polype fibreux sans cavités kystiques, ni traces de tissu amygdalien.

OBSERVATION XXXI

Koch (*Annales des maladies de l'oreille*, Paris, 1888).

Polype amygdalien.

Forte fille de 19 ans. Rougeole à 12 ans et scarlatine sans complication.

Début de l'affection peu précis : il y a environ trois ans, elle commença à sentir, pendant la déglutition, la présence d'un petit corps étranger. Pas de douleur. Cette sensation augmenta peu à peu et la malade pouvait à volonté avaler la tumeur ou la projeter sur le dos de la langue, jusque dans la partie antérieure de la bouche. Ce n'est qu'après un accès de suffocation très-sérieux, qu'elle se décida à consulter un médecin.

Quand, après un mouvement de déglutition, on examinait la malade, la bouche étant largement ouverte, on ne voyait rien d'anormal. Mais après un mouvement d'expuition, on voyait, s'implantant à la partie inférieure de l'amygdale gauche, un polype plus ou moins cylindrique, long de 4 cent. épais d'un 1/2 cent., relié à l'amygdale par un pédicule long d'un 1/2 cent. Ce pédicule ne présentait pas de pulsations.

La tumeur, de consistance dure, fut examinée au microscope; c'était un fibrome sous-muqueux.

Observation XXXII

Rivière (*Annales des maladies de l'oreille, du larynx, etc.*, Paris, 1889).

Polype pédiculé de l'amygdale.

B..., Louis, 16 ans, tôlier.

Père et mère probablement tuberculeux. Sœur, adénopathies. Il a eu la coqueluche. A un passé scrofuleux.

Peu développé pour son âge, il est toujours « enchifrêné », a la respiration gênée, la voix nasonnée. Type adénoïdien, quoiqu'il n'ait pas de végétations.

S'enrhume facilement, sans présenter aucun signe de tuberculose pulmonaire.

Depuis l'âge de huit ans, éprouve des douleurs lancinantes dans l'oreille droite, survenant par périodes d'environ huit mois, et coïncidant avec un écoulement purulent par le conduit auditif externe.

Acuité auditive diminuée à droite.

Le malade entre à l'hôpital pour une tumeur mobile dans sa cavité buccale. Ne s'est aperçu de sa présence que depuis un an; mais sa mère l'avait vue bien avant. Depuis un an, respiration plus difficile, mais ni gêne de la déglutition, ni ptyalisme. Sensation presque constante de gêne et de picotement dans la gorge.

A l'examen de la cavité buccale, on aperçoit, en arrière du pilier antérieur droit du voile du palais et s'y insérant, un pédicule effilé qui, par un effort de toux spécial, se renfle en une masse d'une longueur de 4 à 5 cent. et fait irruption dans la cavité buccale.

Cette tumeur, en forme de datte, recouvre alors la face dorsale de la langue : elle est de couleur rosée, d'aspect lisse et humide; le malade peut la faire rentrer par un mouvement de déglutition, elle se place alors entre la base de la langue et l'épiglotte.

La tumeur est assez molle, et n'a pas une dureté fibreuse, elle est insensible et on n'y perçoit pas de battements.

Pas d'hypertrophie amygdalienne.

La tumeur est excisée à l'anse galvanique. Longueur quatre cent. et demi; diamètre : deux centimètres.

Examen microscopique : Tumeur fibreuse avec points myxomateux et nombreux vaisseaux, dilatés par places, et formant des kystes sanguins. Il y a aussi des kystes à contenu séreux.

Au centre se trouve une région avec nombreuses cellules embryonnaires au sein d'un tissu myxomateux. Partout des fibres conjonctives.

Observation XXXIII

LEFFERTS *(Tr. Am. laryng. Assoc.,* 1889, N.-Y.).

Fibrome de l'amygdale.

Homme de 55 ans, qui depuis plusieurs années, savait être porteur d'une tumeur de la gorge. Cette tumeur augmenta peu à peu, sans gêner la respiration ni la déglutition.

A la date de l'examen, il existe de la dyspnée quand le malade occupe la position déclive. Il a de la difficulté pour avaler et la tumeur descend lorsque le malade se porte en arrière, à l'entrée de l'œsophage.

Cette tumeur est située sur l'amygdale droite; elle vient presque toucher la paroi opposée à gauche; elle est ferme, dure, recouverte d'une muqueuse mince et non vasculaire. Elle a un point d'attache étroit, ce qui rend facile son insertion dans l'écraseur de Babe, à l'aide duquel on l'enlève sans hémorragie.

Observation XXXIV

LEJARS *(Arch. de méd.,* 1891, p. 641).

Polype fibro-angiomateux de l'amygdale.

II..., 22 ans, ressent au fond de la gorge, depuis plusieurs mois, un chatouillement s'accentuant par la déglutition avec quintes de toux. Ronflement nocturne.

A première vue, l'examen du pharynx ne révélait rien, mais après la toux, un corps arrondi grisâtre, longuement pédiculé venait sur la langue ; il était rattaché à la face interne de l'amygdale gauche près de son extrémité inférieure.

Gros comme une petite noix. Pédicule 2 cent. de long, épaisseur d'un fil à fouet.

Examen histologique : Polype fibro-vasculaire, où l'élément angiomateux se mêle, pour une large part, à l'élément conjonctif en régression myxomateuse par places.

OBSERVATION XXXV

LEJARS (*loco citato*).

Polype lympho-angiomateux de l'amygdale.

P..., 24 ans. Fréquents maux de gorge. Sur l'amygdale gauche, deux polypes rattachés tous deux par un court pédicule et qui ressemblaient à deux pois accolés dans leur gousse. Ils étaient gros comme un pois, ovoïdes, d'un gris rougeâtre et de surface irrégulière. Légère hypertrophie de l'amygdale qui les portait, rhinite et angine chroniques. Excision avec les ciseaux. Pas d'hémorragie.

L'examen histologique démontra que la tumeur était formée de tissu lymphoïde analogue à celui de l'amygdale avec des lacunes vasculaires. La masse même de la tumeur était infiltrée de cellules lymphatiques groupées par places, en amas, et figurant une ébauche de follicule.

OBSERVATION XXXVI

RUAULT (LEJARS, *loco citato*).

Polype de l'amygdale.

Mme B..., 44 ans, soignée pour pharyngite légère ancienne. Perdue de vue pendant deux mois et demi. A son retour (sans qu'il y ait eu d'amygdalite même légère), on constate l'existence d'une production polypeuse, faisant issue par une des cryptes de la partie supérieure de l'amygdale gauche, de la grosseur d'un pois vert, un peu mamelonnée, de même coloration et de même aspect que le tissu amygdalien. Elle produisait une sensation de corps étranger, et la malade s'en inquiétait. Pédicule d'un centimètre. Section au couteau galvanique, pas une goutte de sang.

Guérison.

Observation XXXVII

Lefour (*Journal de médecine de Bordeaux*, 19 avril 1891).

Polype fibreux de l'amygdale développé pendant la grossesse.

Mme G..., 29 ans, est enceinte pour la deuxième fois. La dernière époque menstruelle remonte au 10 août 1890.

C'est vers le milieu du mois d'octobre, que Mme G... aurait constaté, pour la première fois, au sommet de l'amygdale droite un point blanchâtre ayant les dimensions d'un grain de millet. Elle ne s'en préoccupa point tout d'abord et, de sa propre autorité, elle eut recours à un gargarisme au borate de soude, dont elle se sert habituellement. Le résultat de cette médication fut entièrement négatif. En moins de trois semaines, ce qui n'était qu'un point blanchâtre devint une véritable saillie du volume d'un grain de chénevis.

Le 11 novembre, Mme G..., vint me montrer sa gorge et me prier, si toutefois la grossesse n'était pas un empêchement, de la débarrasser au plus tôt de cette grosseur. L'exploration de l'arrière-gorge me permit de voir, en effet, sur l'amygdale droite, une petite saillie d'un blanc jaunâtre, ressemblant, dans sa forme et ses dimensions, à un pépin de poire de moyenne grosseur.

Je constatai en outre, à l'aide d'un stylet, que cette production néoplasique appliquée sur l'amygdale ne lui était rattachée que par un pédicule extrèmement frêle.

Mon attention ayant déjà été appelée sur ces tumeurs de la cavité buccale nées à l'occasion de la gravidité et développées rapidement sous l'influence de cet état, je fut pris du désir d'observer ce qui allait advenir en cette circonstance et je persuadai à ma cliente qu'il valait mieux attendre, pour intervenir, que sa grossesse fût un peu plus avancée.

A la fin du mois de décembre, la tumeur, toujours piriforme et appendue au sommet de l'amygdale, avait très notablement augmenté de volume. Cependant j'obtins de la patiente, plus inquiète et plus incommodée que jamais, un nouveau délai.

Le 28 février, Mme G... revint me voir, et me mit en demeure, coûte que coûte, de la débarrasser, non pas qu'elle souffrît, mais, comme sous l'influence de mouvements expiratoires un peu violents, la tumeur flottait dans son arrière-gorge, elle était forcée de renoncer au chant, sa distraction favorite. N'ayant, en somme, aucune raison sérieuse à opposer, je crus de mon devoir de céder, et le 2 mars j'excisai le néoplasme au niveau de son point d'implantation.

Il ressemble à une poire un peu aplatie, et mesure deux centimètres de longueur, y compris le pédicule, six à sept millimètres de largeur et de trois à quatre millimètres d'épaisseur.

M. le professeur Coyne qui en a fait des coupes, m'a remis la note suivante :

« A la surface, couche épithéliale, dont la partie la plus externe est constituée par des lamelles aplaties ; au-dessous, couche muqueuse constituée par des cellules cylindriques, ovoïdes.

» Tout le reste du tissu néoplasique est formé par des faisceaux fibreux entrecroisés dans différents sens, très épaissis, et formant un réticulum dont les travées sont beaucoup plus larges que les espaces qu'elles circonscrivent.

» De loin en loin, des vaisseaux remplis de sang, dont la paroi conjonctive est très épaissie ; au-dessous de l'endothélium, quelques éléments embryonnaires.

» Nulle part, on ne retrouve des restes de tissu lymphoïde appartenant en propre à l'amygdale.

» En somme, on est en présence d'un polype fibreux de l'amygdale ».

Si les néoplasmes de l'amygdale, en général, sont rares, au dire des anatomo-pathologistes, les polypes fibreux, en particulier sont encore plus rares. Mais ce côté de la question n'est pas de ma compétence et je le laisse volontairement de côté. On me permettra simplement de faire remarquer le développement rapide de cette tumeur auquel la grossesse n'est certainement pas étrangère.

J'ai eu l'occasion d'observer, deux fois déjà, des tumeurs de la cavité buccale nées pendant la grossesse et manifestement sous a dépendance du gravidisme. Dans les deux cas, il s'agissait d'épulis. Mon ami, le professeur Coyne, m'a communiqué également ment le fait d'une tumeur vasculaire insérée sur le milieu de la ligne muco-cutanée de la lèvre inférieure, et dont le développement était intimement lié à la grossesse. M. le professeur Arnozan a aussi observé des cas analogues.

OBSERVATION XXXVIII

DAMIENO (Arch. ital. di laring., Napoli, 1893).

Papillome de l'amygdale.

Une femme de 25 ans, originaire de Naples, se plaint de douleurs à la déglutition.

On trouve de la pharyngite chronique et on constate l'existence, sur l'amygdale droite, d'une tumeur attachée par un pédicule de un centimètre, à surface entièrement granuleuse, et parsemée de petits points mûriformes.

Sur un des piliers droits, on voit aussi une tumeur rosée et mûriforme.

On enlève la tumeur à l'anse froide, et on constate au microscope qu'il s'agit d'une tumeur papillomateuse.

Au niveau du pédicule, on voit une grosse artère et une veine. L'artère se perd au milieu de la tumeur dans une sorte de corpuscule rouge. Les bords sont frangés, l'épithélium stratifié s'enfonce dans les cavités de la surface mûriforme de la tumeur.

Observation XXXIX

Garel (Bouilloud, thèse Lyon, 1893).

Polype de l'amygdale gauche.

B..., 25 ans, sujet aux amygdalites, bourdonnements d'oreilles du côté gauche, gène respiratoire pendant la nuit. Coryza hypertrophique intense. Le polype est enlevé à l'anse galvanique sans hémorragie. Tumeur allongée et aplatie comme une petite fève, de 1 centimètre de long., 6 à 7 millimètres de large, 2 à 3 millimètres d'épaisseur. Surface creusée de légers méplats, avec quelques points hémorragiques.

Examen histologique : Papillome corné.

Observation XL

Garel (Bouilloud, *loc. cit.*).

Tumeur pédiculée de l'amygdale gauche, de la grosseur d'un noyau de cerise; pas d'examen histologique.

Observation XLI

Gouguenheim (Bouilloud, thèse Lyon, 1893).

A le souvenir de deux faits observés chez de jeunes sujets : dans un cas, il s'agissait de tumeur fibreuse. Il dit en avoir vu plusieurs autres faits et en cite un, sans explications, dans les *Annales des maladies de l'oreille* (1889).

Observation XLII

Garel (Thèse de Bouilloud, Lyon, 1893).

Papillome de l'amygdale droite.

Un homme adulte présentait, depuis plus d'un an, une sensation de gravier dans la gorge; gène du côté droit, l'obligeant à cracher souvent. Douleurs dans le côté correspondant du cou. Le papillome était fixé par un très court pédicule, sur la face interne de l'amygdale droite. Deux points jaunâtres kystiques existaient au-dessous de lui, à la partie inférieure de l'amygdale.

Enlevé à l'anse galvanique sans hémorragie. Conservée dans l'alcool, la tumeur est ovoïde, un peu allongée; elle a l'aspect d'une petite houppe hérissée de papilles dont les plus longues atteignent à peu près 1 millimètre; sa couleur est blanc mat. Elle mesure 1 cent. suivant son grand axe, 5 à 6 mill. de largeur et 4 mill. d'épaisseur.

A la coupe, on voit un pédicule constitué par des vaisseaux artériels qui se divisent en branches secondaires. Celles-ci se rendent dans des amas de cellules épithéliales disposées d'une façon analogue à celles du corps de Malpighi.

On voit, en outre, vers la partie profonde, un assez grand nombre d'amas épithéliaux.

Pas d'éléments embryonnaires, ni de globes cornés kératinisés.

Observation XLIII

Biaggi *(Giorn. d. Inst. Nicolai*, Milano, 1893, n. 1).

Lipome de l'amygdale.

Homme de 61 ans, se plaignant de sensation de corps étranger dans la gorge et de difficulté de la déglutition, depuis une semaine seulement. On constate au niveau de la tonsille droite, une tumeur allongée empiétant sur la ligne médiane et se prolongeant dans le pharynx.

La muqueuse qui la recouvre est de couleur normale; elle forme, au niveau du pilier antérieur, un pli dans lequel se trouvent des débris alimentaires. Lorsque le malade émet un son ou fait des efforts de vomissement, on voit saillir une masse du volume d'un œuf de poule qui se trouve refoulée dans la bouche; un simple mouvement de déglutition la fait rentrer dans le pharynx. La tumeur est indolente au toucher. Sa consistance est molle et élastique. Les ganglions cervicaux sont indemnes. On conclut à un kyste ou à un lipome. Ablation à l'anse; la tumeur piriforme présente 7 cent. de long. sur

6 cent. de large; sur une coupe, son aspect est franchement lipoma-
teux, sauf au niveau du pédicule, où il existe des traînées de tissu
conjonctif.

L'examen histologique confirme le diagnostic de lipome avec hyperplasie de la muqueuse et de la couche sous-muqueuse, qui sont infiltrées de cellules lymphatiques.

Observation XLIV

Onodi (*Monatsch f. Ohrenh*, Berlin, 1895)

Lipome de l'amygdale.

M. Onodi signale un cas de lipome de l'amygdale. La mère du
petit malade a constaté, il y a un an, qu'il se développait une petite
tumeur sur l'amygdale gauche. Depuis cette époque, la tumeur n'a
fait qu'augmenter : elle est devenue, dans ce laps de temps, deux fois
plus grosse. Ce néoplasme est jaune pâle, long d'un centimètre,
large d'un demi-centimètre, pédiculé. M. Onodi en fait la section
avec un polypotome.

La tumeur polypeuse fut examinée au microscope. L'examen a
montré que toute la masse du néoplasme est constituée par de la
graisse et qu'il s'agit bien d'un lipome.

Oservation XLV

Machell (*N.-Y. med. J.* 1895).

Papillome de l'amygdale.

Une fillette de 10 ans, Maggie S..., se plaint de mal de gorge. A eu,
à l'âge de 4 ans, un lipome du cou, difficile à enlever; un goître à
7 ans. A eu des angines aiguës répétées. Elle est un peu sourde, a
la voix empâtée, avale difficilement les aliments solides. Bouche toujours ouverte.

A l'examen, on trouve les deux lobes de la glande thyroïde aug-

mentés de volume et une hypertrophie considérable des amygdales
qui remplissent presque la bouche.

Une inspection plus soignée fait constater l'existence, sur les amygdales, de nombreux papillomes qui s'enfoncent profondément dans
le pharynx. Les uns sont sessiles, d'autres pédiculés.

L'enfant mourut d'une affection que l'on ne put définir (scarlatine
ou diphtérie aiguë).

Après la mort, l'énucléation des amygdales fut très facile et pratiquée avec le serre-nœud de Jarvis.

OBSERVATION XLVI

PEISER (*Klin. Woch.*, Berlin, 27 janvier 1896).

Fibrome de l'amygdale.

Peiser montre une préparation provenant d'une jeune fille de
15 ans, qui se plaignait, depuis deux ans, de quintes de toux qui la
prenaient subitement et lui causaient de la suffocation comme si
« quelque chose volait dans sa gorge ».

En abaissant la langue, on aperçoit au bord postérieur et inférieur
de l'amygdale droite, une tumeur flottante à pédicule court; en outre,
il y a hypertrophie des deux amygdales et pharyngite granuleuse, ce
qui expliquerait facilement, d'après l'auteur, les symptômes de suffocation à la suite de l'aspiration de la tumeur dans le pharynx.

Tonsillotomie; pas d'examen histologique, pour pouvoir présenter
la pièce en entier.

Le diagnostic de fibrome papillaire verruqueux, tel qu'il a été
décrit pour la première fois en 1870 par Luschka et comme Sommer-
brodt en a publié un cas, ne laisse aucun doute. Si l'on n'a pas
publié antérieurement de cas pareils, c'est qu'ils n'offraient pas
d'intérêt suffisant, tandis que le cas présent se fit remarquer par ses
symptômes cliniques.

Observation XLVII

Hang (*Arch. f. laryng. and rhinol.*, Band. IV, Heft II).

Lipo-myxo-fibrome de l'amygdale.

F..., 90 ans, a depuis quelques années une sensation de boule dans la gorge, gêne de la déglution. Parésie des muscles du voile favorisant le retour des aliments, surtout liquides, par l'arrière-cavité des fosses nasales. Pas de douleur, pas d'aphonie.

A l'examen, on trouve l'amygdale gauche normale, de même l'épiglotte et le pharynx. Mais l'amygdale droite, quelque peu atrophiée, est le siège d'une tumeur du volume d'une noisette, plutôt sessile que pédiculée, de consistance dure, lisse, de coloration rouge jaunâtre. Absence de ganglions tuméfiés. Ablation à l'anse froide et à l'aide des ciseaux. En disséquant la tumeur, on voit un faisceau assez épais de tissu connectif partant de l'amygdale, et se rendant dans la tumeur. La déchirure de ce faisceau provoque une hémorragie assez abondante, c'est qu'il contenait, comme l'a démontré l'examen ultérieur, le vaisseau nourricier de la tumeur, lequel vaisseau provenait de la carotide. L'examen microscopique démontra qu'il s'agissait d'un lipome, dont quelques parties avaient une consistance fibromateuse tandis que d'autres avaient subi la transformation myxomateuse. La malade fut guérie et jusqu'à sa mort, survenue 8 mois après, pas de récidive.

Observation XLVIII

Gevaert (*Belgique méd.*; 6 août 1896).

Fibrome de l'amygdale.

H..., 64 ans, présente une toux où l'élément nerveux joue le plus grand rôle. Elle débute par une inspiration suivie d'une série d'expirations convulsives de plus en plus précipitées, d'une inspiration longue, sifflante, qui termine la quinte.

On crut à une coqueluche, mais on finit par exclure cette maladie, à cause de la longue durée de l'affection et surtout à cause de la tendance de la toux à ne se manifester que lorsque le malade prenait la position horizontale.

Le malade crut pouvoir incriminer le développement exagéré de sa luette et demandá l'uvulotomie,

En examinant le pharynx, je trouvai une tumeur longeant la face postérieure du pilier antérieur gauche du voile du palais et partiellement cachée par elle et descendant sous la limite inférieure de l'amygdale jusqu'à la base de la langue, sur laquelle elle était repliée de manière à atteindre presque le repli glosso-épiglottique. Il s'agissait d'un fibrome.

Après l'ablation à l'anse galvanique, la toux cessa.

Observation XLIX

Gevaert (*Belgique méd.*, 6 août 1896).

Fibrome de l'amygdale.

Mᵐᵉ X..., 37 ans, tousse beaucoup la nuit. Elle présente une tumeur piriforme à pédicule assez mince, très mobile, née à la partie supérieure de l'amygdale gauche et atteignant inférieurement la base de la langue.

Elle fut enlevée à l'anse galvanique, la toux cessa.

A l'examen microscopique, dans ce cas comme dans le précédent, fibrome mou, le tissu connectif présentant une vascularisation très riche (Dʳ Van Duyse).

Oservation L

Roberts (*Arch. otol.*, N.-Y., 1896).

Papillome de l'amygdale.

Une jeune fille de 18 ans s'est aperçue, il y a deux ans, de l'existence d'une saillie sur son amygdale gauche. A l'examen, il est facile de voir qu'il ne s'agit pas d'une hypertrophie amygdalienne simple, et on aperçoit un polype volumineux, dentelé, faisant saillie, fermant l'orifice du pharynx et longeant la base de la langue. Comme

symptôme, une simple gêne. J'opérai le 16 mars 1894, avec le tonsil-
lotome, qui me permit d'enlever la plus grande partie de la tumeur ;
j'enlevai le reste avec la pince et le bistouri boutonné, car la base
était trop large pour s'engager dans l'anneau de l'amygdalotome.

Je pensai à un papillome. M. Mac-Farland fit l'examen histologique
et trouva que la tumeur était formée de tissu lymphoïde recouvert
par un épithélium pavimenteux (1).

Observation LI

Arslan (*Boll. mal. dell' Orecchio*, XIV, 4, 1896).

Papillome de l'amygdale.

Un homme, de 24, ans se présente le 9 novembre 1895, se plaignant
d'une gêne à la gorge, sans douleur et sans aucun phénomène aigu.
A l'examen, on voit sur l'amygdale droite une petite tumeur de la
grosseur d'un pois, d'aspect pâle, pédiculée.

Tout le reste de la gorge est normal.

La tumeur est enlevée à l'amygdalotome.

Hémorragie très minime.

L'examen histologique démontra qu'il s'agissait d'un papillome
typique.

Observation LII

Macleod Yearsley (*Amer. Med. Surg. Bulletin*, 14 nov. 1896).

Papillome de l'amygdale.

En mai 1894, j'observai une femme de 45 ans qui, depuis quatre
semaines, s'était aperçue qu'elle avait une tumeur sur l'amygdale
droite. J'enlevai cette tumeur au bistouri.

A l'examen histologique, on constata qu'elle était formée de tissu

---

(1) Il semble qu'il s'agit plutôt là d'une hypertrophie de l'amygdale que d'un papillome proprement dit.

adénoïde recouvert d'épithélium stratifié : elle contenait un ou deux espaces remplis de sang. Il ne s'agissait pas d'un vrai papillome.

Puis l'auteur dit avoir observé un autre cas sur lequel il ne donne pas de détails.

OBSERVATION LIII

FITZ GERALD

Fibrome de l'amygdale.

M. Waterman dans le *Med. et Surg. reporter Phila.*, 1895, fait une étude rapide des tumeurs de l'amygdale et dit que M. Fitz Gerald a publié dans *Austral. med. Gaz.*, un cas de fibrome de l'amygdale de deux p. 1/4 de long et de 1/2 pouce d'épaisseur qui fut enlevé à l'anse froide.

OBSERVATION LIV

LUBLINSKI (*Monatsch. für Ohrenh.*, oct. 1887).

Fibrome de l'amygdale.

Homme, 35 ans. A la base de l'amygdale gauche, on voit un polype assez gros, qui touche presque l'amygdale du côté opposé. Le malade ne savait rien de cette anomalie et n'éprouvait aucune gêne.

Le polype est enlevé : il a 3 cent. de long et 5 mill. de large, de consistance très dure, de couleur rouge pâle.

A l'examen microscopique on constate qu'il s'agit d'un fibrome.

OBSERVATION LV

(*Journ. de méd. de Bordeaux*, 23 février 1896).

Angiome de l'amygdale et du larynx.

Il s'agit d'un malade qui s'est présenté à la clinique de M. le Dʳ Moure, se plaignant d'une surdité déjà ancienne, datant de 5 ans, survenue à la suite d'otorrhée, surtout à gauche.

Actuellement, surdité progressive, avec épaississement scléreux cicatriciel du tympan des deux côtés.

Mère morte de phtisie pulmonaire : sœurs bien portantes sans nævi.

A l'inspection de la gorge, on voit, sur la moitié gauche du voile, sur l'amygdale gauche, un angiome bien caractérisé par une dilatation variqueuse d'une coloration violet sombre, dû probablement à l'envahissement sanguin des cryptes amygdaliennes et à l'engorgement de tout le tissu aréolaire.

Les troubles sont nuls et bien qu'on ignore l'époque du développement de la tumeur découverte seulement au moment de l'examen pratiqué par M. le Dr Moure, l'âge du malade est un garant de son non accroissement et une contre-indication à toute intervention (1).

Observation LVI

Arslan (*Boll. mal. dell' Orecchio*, 1896).

Angiome de l'amygdale.

Angelo Z..., 19 ans, a toujours eu une bonne santé. Il se plaint d'un obstacle à la déglutition et de démangeaisons dans la gorge.

A l'examen de la gorge, on constate à la partie supérieure de l'amygdale droite, une tumeur ressemblant à une petite noix, de couleur roussâtre, de consistance charnue. Le reste de la gorge est normal.

Nous enlevons la tumeur à l'amygdalotome. Pas d'hémorragie.

Le docteur Vivaldi pratique l'examen histologique : il s'agissait d'un simple angiome.

Observation LVII

Morell-Mackenzie

Polype muqueux de l'amygdale.

Morell-Mackensie a signalé un cas de polype muqueux qui constituait une masse de 3 centimètres de longueur et d'un centimètre d'épaisseur fixée par un pédicule filiforme à la partie postérieure et supérieure de l'amygdale.

---

(1) Nous avons pu, examiner, à plusieurs reprises, ce malade qui vient très souvent à la clinique M. le docteur Moure. Son état est, en effet, toujours stationnaire.

Observation LVIII

Bottini (1).

Fibro-enchondrome de l'amygdale droite.

Une femme de 33 ans est atteinte de surdité et d'hypertrophie de l'amygdale droite. On la traite par l'iode et l'iodure de potassium. La surdité augmente, ainsi que la difficulté de la déglutition et de la respiration.

Au moment où elle consulte M. Bottini, il existe des souffrances très considérables. La malade est pâle, fatiguée, à la « voix nasale » la parole empâtée, l'ouïe du côté droit abolie, la respiration sifflante, la bouche constamment ouverte. Des douleurs intermittentes à la nuque et au cou.

Quand on regarde le malade de face, la bouche fermée, on ne remarque rien d'anormal.

Au palper, à l'angle de la mâchoire, on trouve une tumeur de la grosseur d'une mandarine, la peau est lisse et saine. Il existe une autre tumeur de la grosseur d'une noix à peine distincte de la première et séparée d'elle par un sillon dans lequel se trouve un corps ovale. Dans la profondeur, tout se confond en une masse unique.

L'antre de la gorge est occupé à droite par une tumeur se prolongeant en avant et en haut jusqu'au bord des molaires supérieures : elle occupe les trois quarts de la bouche. Elle suit la portion verticale de la langue et descend profondément. La limite inférieure est impossible à saisir.

La partie visible est granuleuse, non ulcérée. La luette est repoussée et son extrémité touche l'amygdale gauche.

La choane droite est obstruée ainsi que l'ouverture de la trompe, d'où difficulté de la respiration et surdité unilatérale.

Après un examen complet on diagnostique un fibro-enchondrome de l'amygdale droite : néoplasme très rare. Le traitement interne ayant

---

(1) Bottini. Fibro-enchrondroma della tonsilla destra invadente el cavo faringeo e la cerna e proteso nella regione Sovrajoidea, etc. *Gaz. degli osp.*, n. 12, 1886.

échoué, on propose le traitement chirurgical tout en faisant entrevoir à la malade le danger qu'elle court par suite des rapports de la tumeur avec la carotide interne.

M. Bottini, incisant le voile du palais, met à nu une grande partie de la tumeur blanche et comme lardacée. Enucléation. Guérison en 8 jours.

La tumeur est de la grosseur d'une orange, très dure, recouverte d'une membrane conjonctive. Surface lisse, lardacée, rouge en quelques endroits.

On trouva au microscope du tissu fibreux avec de nombreuses cellules cartilagineuses et des chondroplastes ; vaisseaux sanguins, sauf dans la partie cartilagineuse.

OBSERVATIONS LIX, LX, LXI

Kystes hydatiques de l'amygdale.

1° Le premier fait de ce genre a été observé par Dupuytren et rapporté par Vidal (de Cassis) ; il a été rencontré chez une femme lymphatique. Dupuytren pensa à une hypertrophie de l'amygdale et ne reconnut la nature de la tumeur que pendant l'opération,

2° M. Chassaignac dit en avoir rencontré un cas.

3° Et Cruveilher, dans son *Traité d'anatomie pathologique*, cite le cas suivant : « Acéphalocystes de l'amygdale, par Robert *(In bull. Soc. anat.)* :

M. Robert a présenté à la Société un corps membraneux, blanc, opaque, arrondi en poche, qui venait d'être extrait de l'amygdale. Un homme éprouvait une grande gêne dans la déglutition, l'articulation des sons, et même la respiration, causée par une tumeur développée dans l'épaisseur de l'amygdale gauche. Cette tumeur n'avait acquis que peu à peu le volume qu'elle présentait au moment de l'observation. On croit à un abcès chronique ; une large incision est pratiquée ; aussitôt, avec un flot de liquide transparent, s'échappe une membrane blanche, élastique, arrondie en poche, qui présentait tous les caractères d'un acéphalocyste solitaire. Le malade succomba à une gastro-entérite.

A l'autopsie, on trouva une vaste poche creusée au niveau de l'amygdale qui avait disparu. Il existait dans l'abdomen une tumeur semblable ».

Observation LXII

Kystes de l'amygdale.

Sous le titre de « kystes de l'amygdale », Lake a publié, en 1892, dans le *Brit. med. J.*, les trois cas suivants :

1° H..., 22 ans. Amygdales enlevées il y a deux ans ; un petit kyste pédiculé était situé au centre des restes de l'amygdale, il causait une toux légère.

2° E..., 24 ans, 1892. Gros kyste rougeâtre de l'amygdale droite (on vit distinctement l'orifice d'une crypte dilatée, obturé par un bouchon muqueux) pas de symptômes.

3° F..., 64 ans, 1892. Kyste de l'amygdale gauche, de couleur jaune ; uu autre kyste plus petit se trouvait à la base de l'uvule, du même côté ; pas de symptômes.

Le premier fut enlevé, le deuxième évacué par l'orifice ; on n'intervint pas pour le troisième ; ce dernier seul montrait des vaisseaux qui se ramifiaient.

Stewart dans le *British medical Journal*, n. 1637, 1639, 1640 cite des cas analogues.

Mac Bride, dans le *Brit. med. J.*, 1892, cite deux cas « de kystes » par rétention de matière caséeuse, rencontrés chez des femmes qui ne souffraient pas, mais éprouvaient seulement de la gêne. Sur l'amygdale atteinte, on voyait une plaque d'un blanc jaunâtre et de dimensions considérables, sur laquelle se ramifiaient de petits vaisseaux. L'incision fit sortir dans les deux cas, environ une drachme (4 gr. 36) d'un liquide crémeux, ressemblant à du pus, et sans odeur ou même mauvais goût. Dans les deux cas, guérison après excision dans le premier, et simple incision dans le second.

Batho, quelque temps plus tard, dans le même journal, publia un cas de kyste analogue qui n'avait déterminé qu'un léger malaise, malgré un volume assez considérable. Il était de couleur chamois,

avec à sa surface un réseau vasculaire très net. L'incision donna
issue à des matières qui n'étaient pas « caséeuses ni fétides, mais
d'une consistance un peu plus épaisse et d'une couleur plus jaune
que le pus ordinaire ». Guérison.

On trouvera dans le « *Nashville J. M. et S., 1854, VII, 12* »,
la relation faite par Eve (P. F.) d'un cas de fibrome de l'amygdale et dans le « *Sunderland and North Durhan Med. Soc.,
21 fév. 1889* » un cas de papillome de l'amygdale du volume
d'un œuf, chez une jeune fille de 13 ans, par Morgan.

En 1892 a paru dans les « *Deutsches Archiv für klinische
medicin* », p. 463, un article sur un cas de papillome multiple
des amygdales, de l'épiglotte, etc.

En 1893, Kahn, dans les *Archiv für laryng.*, cite deux cas de
papillomes de l'amygdale.

En octobre 1894, Onodi publia aussi un cas de papillome de
l'amygdale.

Nous extrayons quelques passages des lettres que nous avons reçues :

« Il va sans dire que je serais bien heureux de vous aider, mais je ne me rappelle pas avoir vu de tumeurs bénignes de l'amygdale, du tout, certainement pas pendant les dernières cinq ou six années, et je crois que ces néoplasmes sont énormément rares ».

Félix SEMON (de Londres).

« Le tumeurs bénignes de l'amygdale sont, d'après mon expérience, excessivement rares. J'ai observé plusieurs fois des papillomes des piliers antérieurs et postérieurs du voile, à proximité de l'amygdale, à l'entrée de la loge amygdalienne, touchant même cet organe, mais je n'ai jamais observé ces tumeurs bénignes sur l'amygdale même. Quant aux autres néoplasies de cet organe, je n'ai observé que des sarcomes, épithéliomes, carcinomes, fibro-sarcomes, enfin des tumeurs malignes. En fait, je n'ai pas observé de tumeurs bénignes de l'amygdale ».

Dr RICARDO BOTEY (de Barcelone).

« Je regrette de n'avoir rien à vous donner sur les tumeurs bénignes de l'amygdale. Elles doivent être bien rares, car je ne me rappelle pas en avoir vu dans ma carrière, déjà longue. J'ai vu des sarcomes, des gommes, etc., mais pas de tumeurs bénignes ».

Dr BURLUREAUX, agrégé libre du Val-de-Grâce (Paris),

« J'ai révisé mes observations et je n'y ai trouvé, à mon grand regret, rien d'utile pour vous, sinon la conclusion, car les observations sont nombreuses, qu'en dehors des papillomes de l'amygdale, les tumeurs dites bénignes sont, dans cette région, très rares ».

Dr CUVILLIER, ancien interne des Hôpitaux (Paris).

« Aucun cas de tumeur bénigne de l'amygdale ne m'est tombé sous les yeux depuis le travail de mon élève Lemariey, paru en 1895, dans les *Annales des maladies de l'oreille sur les « polypes de l'amygdale »*.

Dr LERMOYEZ, médecin de l'Hôpital-Saint-Antoine (Paris).

« Je n'ai pas eu l'occasion, depuis 1888, d'observer de nouveau cas de tumeur bénigne de l'amygdale et, par suite, je ne puis guère vous être utile pour la rédaction de votre thèse ».

Dr LANNOIS, professeur agrégé à la Faculté,
médecin des Hôpitaux (Lyon).

« A mon grand regret, je n'ai rien à vous fournir dans ce moment; car j'ai donné toutes mes observations au docteur Bouilloud (Thèse de Lyon, 1893). J'ai deux nouvelles observations que j'ai données à un de mes ex-internes, M. Fayolle, qui doit les publier sous peu, je l'espère du moins ».

Dr GAREL, médecin des Hôpitaux (Lyon).

« J'ai, en effet, deux observations de tumeurs bénignes de l'amygdale provenant du service de M. le Dr Garel et je suis tout disposé à vous les remettre pour les publier dans votre thèse ».

FAYOLLE, interne des Hôpitaux (Lyon).

« Depuis 1891, je n'ai pas eu occasion de voir de nouveaux polypes de l'amygdale et si j'ai vu et opéré quelques sarcomes, je n'ai pas rencontré de tumeurs bénignes. Elles sont, d'ailleurs, assez rares, je pense, et votre travail n'en aura que plus d'intérêt ».

Dr LEJARS, professeur agrégé à la Faculté,
chirurgien des Hôpitaux (Paris).

Le docteur Potiquet (de Paris), nous exprime avec « un peu de confusion, tous ses regrets de n'avoir ni observation particulièrement intéressante, ni idée nouvelle à nous communiquer sur votre sujet de thèse ».

« ... Malheureusement, je ne possède rien sur ce chapitre particulier et vous m'en voyez tout chagrin ».

Dr M. Natier (de Paris).

« J'ai bien eu l'occasion d'observer quelques cas de polypes de l'amygdale, mais je n'ai pris que des notes trop incomplètes sur ces cas. Elles ne vous seraient d'aucune utilité ».

Dr E. Saint-Hilaire (de Paris).

« Je regrette de n'avoir pas, en ce moment, d'observations intéressantes à vous communiquer pour votre travail, mais si quelque chose se présentait, je me ferais un plaisir de vous en parler ».

Dr Helme (de Paris).

M. Le professeur Dr Siebenmann (de Bâle), après nous avoir donné des renseignements fort intéressants sur « les tumeurs de kératosis ou hyperkératosis pharyngis » ajoute : « Je regrette de ne pouvoir vous fournir d'autres cas de tumeurs bénignes des amygdales ».

Le docteur Bayer (de Bruxelles) a bien voulu nous fournir des indications utiles sur la littérature belge.

M. le Dr Rüdolf-Bayer et le Dr Hopmann (de Cologne) nous donnent des renseignements bibliographiques qui présentent pour notre sujet le plus grand intérêt.

Les autres lettres ayant été citées dans le cours de notre travail, nous ne croyons pas devoir les reproduire de nouveau à cette place.

INDEX BIBLIOGRAPHIQUE

Brun. — Des tumeurs des amygdales. Thèse de Paris, 1866.

Passaquay. — Tumeurs des amygdales. Thèse de Paris, 1873.

Batho. — Cysts of the tonsils. *Brit. M. J.*, London, 1892, i. 1138.

Bourdon. — Fibrome de l'amygdale. *Bull. soc. anat. de Paris*, 1872, p. 317-320.

Delavan. — Specimen of fibroma of the tonsil. *Med. rec. N.-Y.*, 1882, p. 296.

Eve (P.-F.). — Removal of a fibrous tumour from the tonsil. *Nashville, J. M. et S.*, 1854, VII, 12.

Frühwald. — Ein polyp auf der rechten tonsille. *Wiener med. Woch.*, 1879.

Julia. — Polype des amygdales. *Gaz. des hôp.*, Paris, 1863.

Koch. — Sur un cas de polype amygdalien. *Ann. des mal. de l'or., du larynx, etc.*, Paris, 1888, p. 541.

Lannois. — Note sur un polype pédiculé de l'amygdale. *Lyon méd.*, 1888, p. 326.

Lefferts. — Immense fibroïd tumour of the tonsil. *Tr. Am. laryngol. Ass.*, 1889, N.-Y., 1890, xi, 62.

Lejars. — Des polypes de l'amygdale. *Arch. génér. de méd.*, Paris, 1891, p. 641.

Mc. Bride. — Cysts of the tonsils, nose, etc. *Brith. M. J.*, London, 1892, i. 1011.

Masse. — Polype fibro-muqueux de l'amygdale gauche, etc. *Bull. et mém. Soc. de chir. de Paris*, 1885, xi, 927.

Rivière. — Un cas de polype pédiculé de l'amygdale. *Ann. des mal. del' or.*, 1888, xv, 795-798.

Smurra. — Tumore cistico follic. muc. alle tonsille, etc. *Arch. ital. de laring.*, etc. Napoli, 1887, iii. 12-29.

Damieno. — Neoplasie tonsillari. *Arch. int. di laring*, Napoli, 1893, xiii, 159-173.

Noquet. — Abcès chronique développé dans un moignon d'amygdale. *Revue de laryngologie*, juillet 1888.

Guépin et Ripault. — Des tumeurs de l'amygdale, etc. *Gaz. des hôp.*, Paris, 1894, xvii.

Biaggi. — Lipoma della loggia tonsillare. *Giorn. d'Inst. Nicolaï*, Milano, 1893, n. 1.

Machell. — Papilloma of the tonsils. *N.-Y. Med. Journ.*, 19 janvier 1895.

Waterman. — Tumors of the tonsils. *Med. et Surg. Reporter Phila.*, 1895.

Curling. — *Lancet*, London, 1858, t. I, p. 137.

Bottini. — *Gaz. degli ospit.* Milan, 1886, n. 12.

Duchaussoy. — *Bull. de la Soc. anat.*, Paris, 1853, p. 150.

Lublinski. — *Centralblatt für chirurgie*, 1888, p. 152.

Natier. — Abcès chronique de l'amygdale simulant un fibrome. *Ann. de la Polic. de Bordeaux*, n. 1.

Morgan. — Papillome de l'amygdale, volume d'un œuf, jeune fille de 13 ans. *Sunderland and north Durhan med. Soc.*, 21 fév. 1889.

Lemariey. — Hypertrophies polypoïdes de l'amygdale. *Ann. des mal. de l'or.*, mai 1895.

Lefour. — Polype fibreux de l'amygdale, etc. *Journ. de méd. de Bordeaux*, 19 avril 1891.

Lake. — Kystes de l'amygdale. *Brit. med. journ.*, 16 juillet 1892.

Lange. — Papillomes de l'amygdale. *Deut. Arch. f. Klin. med.*, L, p. 463, 1892.

Onodi. — *Monastch. f. ohrenh. Berl.*, 1895, xxix, 76.

Roberts. — A case of papilloma of the tonsil. *Arch. otol. N.-Y.*, 1896, xxv, 55-57.

Magnan (cas de Moure). — Angiome de l'amygdale et du larynx, *Journ de méd. de Bordeaax*, 23 fév. 1896.

Macleod-Yearsley. — *Amer. Med. Surg. Bulletin*, 14 nov. 1896, p. 574.

Peiser. — Tumeur pédiculée de l'amygdale, *Berlin. Klin. Woch.*, 27 janv. 1896.

Arslan. — Des tumeurs de l'amygdale, etc. *Boll. mal. dell. Orecchio*, XIV, 4, 1896.

Gevaert. — Deux cas de fibrome de l'amygdale, *Belgique méd.*, 6 août 1896.

Lichtwitz. — Angiome du pharynx, *Gaz. hebd. des Sciences méd. de Bordeaux*, n° 14, 7 avril 1895.

Chassaignac. — *Bull. de Soc. chirurgie*, 1858-59, t. IX.

Robert. — *Bull. de la Soc. anat.*, 1827-28.

Davaine. — Traité des Entozoaires.

Bouilloud. — Thèse de Lyon, 1893.

Testut. — Traité d'anatomie.

Coyne. — Anatomie pathologie.

Duplay et Reclus. — Traité de chirurgie.

Dechambre et Jaccoud. — Dictionnaire, art. *Tumeurs de l'amygdale.*

Lambl. — Lipon der Tousillen *(Aus. dem Franz. to. kinderhosp. Wien.*, 1860, p. 181.

Frœlich. — Über Tonsillarpolypen und Geschw. des weich. Gaum. (Göttingen, 1880).

Key. — Ateromatös Cyste und corporea amylacea fr. e. tonsillen *(Hygiea*, 1882. Sv. läker-säll. förhandcr, p. 205).

Hang. — Lipomyxofibrom der Mandel *(Archiv. für Laryng.*, Band, IV, n. 2).

Virchow. — Geschwülste. Band II, p. 609.

Billroth. — Behand. grosser Tonsillergeschw. *(Deutsche klin.*, 1856, n. 6).

20,644. — Bordeaux, Y. Cadoret, impr., rue Montméjan, 17.

9 782019 169534